Truckenmüller **Natürlich schlank für immer**

Erik Truckenmüller

Natürlich schlank für immer

Das intelligente Ernährungskonzept

IRISIANA

IRISIANA

Die Deutsche Bibliothek – CIP-Einheitsaufnahme
Truckenmüller, Erik:
Natürlich schlank für immer! : das intelligente Ernährungskonzept ;
mit Schlemmertag / Erik Truckenmüller. – Kreuzlingen ; München :
Hugendubel, 2002
(Irisiana)
ISBN 3-7205-2274-1

© Heinrich Hugendubel Verlag, Kreuzlingen/München 2002
Alle Rechte vorbehalten

Umschlaggestaltung: Zembsch'Werkstatt, München
Fotos im Buch: Oliver Schepp – Bildjournalismus & Fotodesign, Gießen
Produktion: Maximiliane Seidl
Satz: Impressum, München
Druck und Bindung: Huber, Dießen
Printed in Germany

ISBN 3-7205-2274-1

Inhalt

Vorwort 9

Zum Inhalt 11
Die Fragen nach dem WIE, WANN, WAS und WARUM 11
Die richtige Motivation 13
Diäten und ihre Schwachstellen 14
Der Weg zur Wunschfigur 16
Warum Gewichtsprobleme in den Industrieländern so verbreitet sind 18
Der Zusammenhang zwischen der Ernährung und der Gesundheit 19

Wie Sie am besten vorgehen, um den maximalen Erfolg zu erzielen 23
Der richtige Zeitpunkt 23
Der feste Termin 23
Definieren Sie Ihre Ziele 26
Die Waage kann zur Tretmine werden! 29

Erstes Thema: Regelmäßiges Essen 33
Die Chronobiologie und ihr Zusammenhang mit der Ernährung . . 33
Die »Vier-Stunden-Regel« 33
Das Insulinproblem 37
Von der Theorie zur Praxis 38
Exkurs: Wie Gelüste entstehen und wie Sie am besten damit umgehen 42
Ernährungsplan für die erste Woche 46

Zweites Thema: Die richtige Nahrungsmittelauswahl 59
Die richtigen Kohlenhydrate müssen es sein 60
Fett macht fett 65
Exkurs: Essenzielle Fettsäuren 68
Eiweiß (= Protein) 70

Exkurs: Vitamine und Sekundäre Pflanzenstoffe 71
Neue Rezepte 86

Drittes Thema: Täglich 2,5 bis 3,5 Liter Flüssigkeitsaufnahme . . 93
Die Entschlackung 93
Unser Verdauungssystem 93
Die Aufnahme von Giftstoffen 94
Was Giftstoffe mit dem Abnehmen zu tun haben 94
Wie Sie es schaffen, so viel zu trinken 97
Exkurs: Sinn und Unsinn von Nahrungsergänzungsmitteln
und schlankheitsfördernden Produkten 100
Neue Rezepte 104

Viertes Thema: Die Vorteile salzreduzierter Ernährung 107
Allgemeines zum Salz 107
Woher der immense Salzkonsum kommt 107
Salz und seine Wasser speichernde Funktion 108
Warum ein zu hoher Salzkonsum unserer Gesundheit schadet . . . 110
Welche Lebensmittel viel Salz enthalten 111
Wie Sie bei der Lebensmittelzubereitung Salz einsparen können,
ohne Geschmack zu verlieren 112
Neue Rezepte 114

Fünftes Thema: Ernährung und Sport 119
Warum Abnehmen ohne Bewegung zum Scheitern verurteilt ist . . 119
Die Reaktionen unseres Stoffwechsels 119
Der Aufbau von Muskulatur 122
Fettverbrennendes Training 122
Gewebestraffendes und muskelaufbauendes Training 125
Die richtigen Übungen für zu Hause 127
Neue Rezepte 134

Sechstes Thema: Der Schlemmertag 139
Phänomen des Stillstands 139
Das Aktivieren des Stoffwechsels durch den Schlemmertag 141
Wie und wann Sie einen Schlemmertag durchführen sollten 142
Tipps für den Schlemmertag 143
Was im Unterbewusstsein passiert 145

Siebtes Thema: Die Problemanalyse 147
Wo liegen Ihre Stärken und Schwächen? 147
Der Fragebogen 147
Problembeseitigung 148

Achtes Thema: Auch in Zukunft schlank! 151
Die Medien und ihre Schönheitsideale 151
Wertvolle Tipps für die Zukunft 152

Zum Autor 157

Vorwort

Seit einigen Jahren übe ich den Beruf des Ernährungsberaters aus, wobei ich mich besonders auf das Thema Abnehmen spezialisiert habe. Aus meinen eigenen Erfahrungen, die ich im Lauf der Zeit sammelte, und der Zusammenarbeit mit einigen Ökotrophologen Ernährungswissenschaftlicher Institute und Unternehmen aus diesem Bereich ist das Ernährungskonzept »Natürlich schlank für immer!« entstanden. Mit diesem Konzept habe ich schon mehreren hundert Kunden in Kursen und in der Einzelberatung helfen können, ihre Wunschfigur beziehungsweise ihr Wunschgewicht zu erreichen. Ziel war dabei nie, so schnell und so viel wie möglich abzunehmen, sondern die Ernährung der betroffenen Personen so umzustellen, dass sich ein dauerhafter Erfolg einstellt.

Sollte es auch Ihr Ziel sein abzunehmen, Ihr Wohlfühlgewicht zu erreichen und dies auch zu halten, wird dieses Buch Sie dabei unterstützen. Jeder hat die Möglichkeit, den Diätfrust hinter sich zu lassen. Wie das funktioniert, werden Sie in den nächsten Wochen erfahren. Ich wünsche Ihnen viel Spaß beim Lesen und beim Umsetzen des Konzepts.

Viel Erfolg!

Erik Truckenmüller
Grünberg, September 2001

Zum Inhalt

Ich freue mich sehr über Ihre Entscheidung: abzunehmen.

Als Ernährungsberater weiß ich, wie schwierig und problematisch das Abnehmen ist – obwohl es auf der anderen Seite so einfach sein kann, erfolgreich seine Pfunde zu verlieren. Fast alle Abnehmwilligen haben, bevor sie das »Natürlich schlank für immer!«-Konzept kennen gelernt haben, viele verschiedene Methoden ausprobiert, um ihr Gewicht zu reduzieren. Das Ziel, irgendwann zur Wunschfigur zu gelangen, wurde jedoch mit den Diäten nur selten erreicht.

Abnehmen kann für Sie so einfach sein!

Mit diesem Buch möchte ich genau diesen Menschen helfen. Den Menschen, die abnehmen möchten, aber immer wieder sinnlose Diäten oder wissenschaftlich umstrittene Ernährungskonzepte ausprobieren und daran scheitern.

Die Fragen nach dem WIE, WANN, WAS und WARUM

In der Werbung, am Arbeitsplatz, im persönlichen Umfeld – überall spricht man von der richtigen Ernährung. Aber WAS bedeutet eigentlich eine gesunde und richtige Ernährung? Und WIE gelingt eine erfolgreiche Ernährungsumstellung?

Mit diesem Buch lernen Sie auf einfache und problemlose Weise, WIE Sie den richtigen Weg finden. Sie werden nicht nur erfahren, WANN Sie WAS in Ihrem Ernährungsverhalten tun, lassen oder ändern sollten, ich werde Ihnen auch die ernährungswissenschaftlichen Hintergründe erläutern. Viele Fragen nach dem WARUM werden hier anschaulich beantwortet. Neben den zentralen Themen werden Sie immer wieder auf Exkurse in thematisch nahe liegende Bereiche stoßen. Für die Umsetzung des Konzepts von der Theorie in die Praxis werden Ihnen diese Exkurse helfen, denn sie enthalten immer wieder neue Tipps und Tricks, die Ihnen den Erfolg erleichtern.

In das Mysterium Abnehmen wird endlich Licht kommen.

Ihnen werden Reaktionen Ihres Körpers auf die falsche Ernährung klar und verständlich erscheinen, und in das Mysterium Abnehmen wird endlich Licht kommen. »Es ist viel leichter, etwas zu ändern, wenn man weiß, WIE und WARUM man es tun soll!«, stellte einmal eine Kundin vollkommen richtig fest.

Ernährungsrelevantes Hintergrundwissen und das Umsetzen von der Theorie in die Praxis ist der erste Schritt für Ihr erfolgreiches Abnehmen.

Mit detailliertem Hintergrundwissen alleine rückt der Erfolg zwar schon näher, ist aber darum noch nicht vorprogrammiert. Was hilft Ihnen eine Fülle von neuen Informationen und ernährungswissenschaftlichen Neuerungen, wenn Ihnen keiner sagt, WIE Sie all das in Ihren Alltag einführen können. Denn jetzt geht es darum, das neu gewonnene Wissen in Ihr Leben zu integrieren und die Theorie in die Praxis umzusetzen. Ich werde Ihnen dabei Lösungswege für all Ihre ernährungsspezifischen Probleme bieten. Jeder, ob berufstätig oder nicht, jeden Alters und Geschlecht, sportbegeistert oder nicht, kann das »Natürlich schlank für immer!«-Ernährungskonzept auf einfache Weise lernen und erfolgreich umsetzen. Es werden also nicht nur die Fragen nach dem WAS und WARUM, sondern auch die Frage nach dem WIE aufschlussreich beantwortet.

Ihre Ernährungsumstellung braucht Zeit.

Das letzte noch verbleibende Fragewort ist das WANN. In welchem zeitlichen Rahmen wird Ihnen die Ernährungsumstellung nach dem »Natürlich schlank für immer!«-Ernährungskonzept gelingen?
Bitte glauben Sie nicht, dass Sie Ihre Ernährung innerhalb weniger Tage in ihren Grundzügen ändern und so auch beibehalten können. Ihre bisherige Ernährungsweise haben Sie sich über Jahre und Jahrzehnte hinweg angewöhnt. Ihr Körper und auch Ihr Geist haben sich darauf eingestellt. Bis die »Natürlich schlank für immer!«-Ernährung in Fleisch und Blut übergegangen ist und diese zu einer Selbstverständlichkeit in Ihrem Leben geworden ist, dauert es eine gewisse Zeit. Wie lange diese Zeitspanne ist, hängt ganz von Ihnen ab. Jeder Mensch ist ein Individuum und hat verschiedene Stärken und Schwächen. In Bezug auf Ihr Ernährungsverhalten werden Sie diese kennen lernen und entsprechend damit umgehen. Obwohl die meisten Menschen ihre Stärken zwar kennen, bleibt der Erfolg doch aus, weil sie nicht wissen, wie sie diese Stärken am besten nutzen können.

Bitte setzen Sie sich nicht unter Druck und geben Sie Ihrem Körper die Chance, sich langsam, Schritt für Schritt, umzustellen. Nehmen Sie sich für eine langfristige und dauerhafte Ernährungsumstellung mehrere Monate Zeit.

Die richtige Motivation

Ein weiterer wichtiger Bestandteil dieses Buches ist neben der Information auch die Motivation. Viele Menschen, die abnehmen wollen, scheitern nach einer gewissen Zeit an mangelnder Motivation. Vielleicht haben auch Sie dieses Problem sogar schon am eigenen Leib erfahren: Sie haben sich dazu entschlossen abzunehmen. Voller Motivation und Tatendrang sind Sie mit Spaß bei der Sache und wollen sich und der ganzen Welt beweisen, dass Sie es diesmal schaffen, Ihr Gewicht zu reduzieren.
Wie schwer und problematisch das Abnehmen mit Diäten oder dem falschen Konzept sein kann, wird Ihnen bereits nach kurzer Zeit klar. Die Motivation sinkt von Tag zu Tag, das Unterbewusstsein und sogar die eigene Biologie arbeiten gegen Sie, und der Zeitpunkt des Scheiterns rückt immer näher.

Auch bei dem »Natürlich schlank für immer!«-Konzept werden Sie unter Umständen Rückschläge wegstecken müssen. Nicht alles wird immer perfekt und zu hundert Prozent umzusetzen sein. Das ist bei einer Ernährungsumstellung völlig normal und passiert jedem, der sich ernsthaft mit diesem Thema beschäftigt. Hier sind Motivationshilfen gefragt, die Sie wieder auf den richtigen Weg bringen, wenn Sie mal ein kleines Tief durchleben.

Im Laufe der nächsten Wochen werden Sie feststellen, dass Sie dieses Buch immer wieder neu motiviert. Jedes Mal, wenn Sie darin gelesen haben, werden Sie merken, dass Sie mit neuem Elan und Stärke ans Abnehmen gehen werden. Motivation ist der Schlüssel zum Erfolg! Dieser meiner Meinung nach ganz wichtige Punkt fehlt bei fast allen Diäten oder Ernährungskonzepten. Meistens liegt der Schwerpunkt auf Rezepten, eingeengten Ernährungsplänen und theoretischen Ansätzen. Das ist jedoch für langfristigen Erfolg viel zu wenig.

Beim Lesen dieses Buches werden Sie immer wieder neu motiviert.

Diäten und ihre Schwachstellen

Obwohl Sie sicherlich über Diäten schon einiges gelesen haben, möchte ich trotzdem noch einmal kurz auf das Thema eingehen, um Ihnen zu verdeutlichen, warum viele Menschen daran scheitern oder auf Dauer ihr neu gewonnenes Gewicht nicht halten können.

Kaum jemand ist mit seiner Figur wirklich zufrieden.

Wer von uns hat nicht schon einmal versucht abzunehmen? Aus meiner Erfahrung kann ich Ihnen sagen: die wenigsten. Fast jeder hat sich schon ein oder mehrere Male vorgenommen, seine überflüssigen Pfunde loszuwerden. Einige waren damit erfolgreich, die meisten aber hatten dabei keinen oder nur kurzfristigen Erfolg. Nur wenige scheinen in unserer heutigen Gesellschaft mit ihrer Figur und ihrem Körpergewicht wirklich zufrieden zu sein. Mitunter kann man hier den Medien die Schuld geben, die immer wieder suggerieren »Nur wer schlank ist, ist schön und erfolgreich, sexy und attraktiv – Dicksein ist unästhetisch!«. Doch möglicherweise liegen die Gründe auch ganz woanders – viele Soziologen haben hierzu schon Unmengen an Thesen und Theorien aufgestellt. Ich denke, schlussendlich hat jeder seine eigenen, ganz privaten Gründe, warum er seinen eigenen Körper verändern möchte.

Schönheitsoperationen, Diätpillen, Abnehmdrinks oder Diäten sind teilweise mit hohen gesundheitlichen Risiken verbunden.

Fakt ist: Der Wunsch schlank zu sein ist in unserer Gesellschaft tief verankert. Dass nicht jeder so aussehen kann wie Claudia Schiffer oder Brad Pitt, ist den meisten klar, aber die meisten möchten sich ihrem Schönheitsideal doch so weit wie möglich annähern.

Dieser Wunsch geht bei manchen sogar so weit, dass sie sich gefährlichen Schönheitsoperationen unterziehen, bei denen die Risiken nur schwer abzuschätzen sind. Diese Risiken werden aber bewusst in Kauf genommen, um dem Ziel, einen schönen Körper zu haben, ein Stückchen näher zu kommen.

Wer über weniger Geld verfügt und die Risiken einer Schönheitsoperation nicht eingehen will, versucht mit Medikamenten oder nicht sehr schmackhaften Drinks, Körperfett zu verlieren. Unglücklicherweise haben die meisten Medikamente im Bereich der Gewichtsreduktion jedoch gesundheitsgefährdende Nebenwirkungen.

Was dann noch bleibt, um abzunehmen, und am wenigsten Narben hinterlässt oder Nebenwirkungen hat, sind Diäten – die am häufigsten durchgeführte Form des Abnehmens.

Aber auch dieser Weg der Gewichtsreduktion verläuft, wie gesagt, oft nicht ganz einfach. Wie sinnlos die meisten herkömmlichen Diäten sind, hat die Mehrzahl der Abnehmwilligen schon am eigenen Leib erfahren. Viele Diäten versprechen biologisch fast Unmögliches. Beispielsweise, dass man wie durch ein Wunder mit dieser oder jener Diät in zwei Wochen zehn Kilogramm abnehmen kann. Jeder, der sich für dieses Thema interessiert, hat derartige Werbeanzeigen schon einmal gesehen. Meistens ist jedoch unter den größten Anstrengungen höchstens die Hälfte von dem zu schaffen, was die Werbung angepriesen hat. Aber damit hat man doch einige Pfunde abgenommen! Ist das Ziel damit erreicht oder verfehlt? Ich würde sagen verfehlt, und zwar ziemlich weit.

Diäten sind zum Scheitern verurteilt.

Jede Diät birgt ein generelles Problem: Nach einer gewissen Zeit fallen Sie in Ihre alten Ernährungsgewohnheiten zurück. Die Folge: Sie nehmen nach einer Diät immer wieder zu. Und meist übersteigt die Gewichtszunahme sogar noch das, was Sie vorher abgenommen haben. Dieses Phänomen ist unter dem Namen Jo-Jo-Effekt bekannt.
Dieses Phänomen ist deshalb so unausweichlich, da die grundlegenden Ernährungsgewohnheiten während der Gewichtsreduktionsphase ja nicht verändert wurden.
Über einen gewissen Zeitraum hinweg versucht man sich unter Anleitung eines Buches oder einer Zeitschrift an bestimmte Rezepte zu halten. Bereits nach kurzer Zeit stellt sich dann heraus, dass es vollkommen unmöglich ist, sich über einen längeren Zeitraum so zu ernähren, wie es die Diät vorschreibt. Das hat auch seine Gründe:

- Die Lebensqualität geht verloren, denn die durchgeführte Diät hat überhaupt nicht die geschmacklichen Vorlieben getroffen.
- Freizeit ist fast keine mehr vorhanden, denn die Nahrungszubereitung und das entsprechende Einkaufen nimmt jeden Tag mehrere Stunden Zeit in Anspruch.
- Die Gereiztheit steigt von Tag zu Tag, denn Schokolade soll bis ans Ende aller Tage tabu sein!

Glauben Sie mir, das sind nur einige wenige Probleme von vielen, die bei einer Diät zum Vorschein kommen. Sobald sich diese Probleme zu häufen beginnen, rückt das Ende der Diät näher. Bald wird der Tag kommen, an dem einem alles zu viel wird und man schließlich aufgibt – wie bei der letzten Diät auch und in seine alten Ernährungsgewohnheiten zurückfällt.

Diäten sind in der Regel nicht der richtige Weg, um abzunehmen und dauerhaft schlank zu bleiben, denn es fehlt ihnen an der nötigen Alltagstauglichkeit. Einige Diäten oder Ernährungskonzepte sind zwar unter ernährungswissenschaftlichen Gesichtspunkten sehr empfehlenswert, können aber unter normalen Umständen nicht in die Realität umgesetzt werden und sind damit wertlos und nicht sinnvoll.

Der Weg zur Wunschfigur

Ich habe die Erfahrung gemacht, dass der Weg zu einer dauerhaften Wunschfigur eine Ernährungsweise ist, die einige wichtige Punkte enthält:

FDH, nein danke!

- Die Gerichte müssen schmackhaft sein, da Essen Spaß macht und ein Stück Lebensqualität darstellt. Essen bereitet Freude und ist ein wichtiger Bestandteil unserer Kultur. Diese Kultur sollte gepflegt und nicht durch die so genannte »F.D.H. (Friss die Hälfte)«-Methode oder Diätdrinks ersetzt werden. Sie dürfen die Freude am Essen nicht verlieren, sonst werden Sie auch die neu gewonnene Ernährungsweise nicht beibehalten können. Und eines ist wichtig zu wissen: Es ist nicht notwendig, auf gutes Essen zu verzichten, wenn man abnehmen möchte. So werden Sie in diesem Buch zum Beispiel erfahren, warum der Verzicht auf Salz fürs Abnehmen so wichtig ist, und im selben Zug Tipps an die Hand bekommen, wie Sie salzreduziert, ja vielleicht sogar salzfrei kochen können, ohne dabei geschmackliche Einbußen in Kauf nehmen zu müssen. Einige von Ihnen werden sich jetzt denken: Das geht doch gar nicht. Sie selber werden sich den Beweis erbringen.

Der Zeitfaktor spielt eine wichtige Rolle.

- Die Vor- und Zubereitung der Gerichte sollte zeitsparend und problemlos sein. Heutzutage ist Zeit einer der wichtigsten Faktoren, was die Durchführbarkeit einer bestimmten Ernährungsweise angeht. Zeit ist rar geworden. Besser gesagt, Freizeit ist rar geworden, denn wie will man Beruf, Familie, Haushalt, Freunde und Erholung in einem 24-Stunden-Tag unterbringen. Wenn jetzt noch an jedem Tag zwei Stunden für das Einkaufen und noch einmal dieselbe Zeit für die Zubereitung der Mahlzeiten von der Freizeit abgezogen werden müssen, ist das Scheitern vorprogrammiert. Sie müssen also nicht nur wissen, was Sie essen sollten und was nicht, sondern auch wie Sie zeitsparend und effektiv einkaufen und wie Sie die Lebensmittel möglichst schnell zubereiten können.

- Die Mahlzeiten sollten aber nicht nur schmackhaft und schnell, sondern auch einfach zuzubereiten sein. Nicht jeder hat eine Ausbildung zum Dreisternekoch absolviert oder ist so talentiert, dass er aus wenigen einfachen Zutaten ein Fünf-Gänge-Menü zaubern kann. Hier werden Sie erfahren, wie Sie auch mit minimalem Aufwand das maximale Ergebnis auf Ihrem Teller erzielen.

Ihre Ernährung sollte schmackhaft, einfach, gesund und ausgewogen sein.

- Zu einem Ernährungskonzept, mit dem Sie erfolgreich abnehmen können, gehört außerdem zum einen eine ausreichende Flüssigkeitsaufnahme, um den Abbau von Fett zu gewährleisten, und zum anderen eine gewisse Regelmäßigkeit der Mahlzeiten, um starken Blutzuckerschwankungen und ihren fatalen Folgen zu entgehen.

- Auch Tage, an denen Sie ganz nach Belieben essen können, was und so viel Sie wollen, müssen fester Bestandteil Ihrer neuen Ernährungsweise sein. Oder wollen Sie etwa bei Ihrer nächsten Einladung zur Silberhochzeit nur Wasser trinken und Salat essen? Ich denke nicht. Und dafür spricht: Erst eine Balance zwischen »Schlemmertagen« und jenen Tagen, in denen Sie auf Ihre Ernährung achten und sie nach den neuen Grundsätzen ausrichten, bringt den langfristigen Erfolg.

- Und schließlich sollte die aufgenommene Energie der Mahlzeiten auf Ihren Energieverbrauch abgestimmt sein. Zum Abnehmen ist eine negative Energiebilanz notwendig, das heißt, Sie sollten weniger Energie, also weniger Kilokalorien (abgk.: Kcal, in der Umgangssprache einfach »Kalorien«), über die Nahrung aufnehmen, als Sie verbrauchen. Wird Ihr Energieverbrauch durch körperliche Aktivität etwas erhöht und die Zufuhr gesenkt, purzeln schnell die Pfunde. Außerdem beugen Sie durch gezielte Bewegung dem Abbau von Muskulatur vor und fördern den Aufbau von neuen Muskelzellen. Wie wichtig das ist, werde ich Ihnen in den folgenden Kapiteln noch näher erläutern.

An eine Ernährung, die energetisch ausgewogen, einfach, zeitsparend und schmackhaft ist, kann man sich problemlos gewöhnen und immer und überall mit Spaß halten. Wenn Sie sich eine solche Ernährungsweise angewöhnen, werden Sie Ihr Gewichts- oder Figurproblem für immer lösen können. Das ist das Ziel dieses Buches, und Sie werden es wie viele Menschen vor Ihnen mit dem »Natürlich schlank für immer!«-Konzept erreichen.

Warum Gewichtsprobleme in den Industrieländern so verbreitet sind

Die technologische und gesellschaftliche Entwicklung hat die biologische Entwicklung schon längst überholt.

Diese Tatsache lässt sich leicht anhand des Vergleichs der biologischen Entwicklung des Menschen mit der technologischen Entwicklung der letzten 100 Jahre verdeutlichen.

Das Leben wird immer schneller – das erleben Sie in jedem Moment Ihres Alltags. Veränderungen geschehen in immer kürzeren Zeitabständen. Technologische Neuerungen und Entwicklungen, die einst Jahrzehnte oder gar Jahrhunderte lang reiften, setzen sich inzwischen innerhalb von wenigen Monaten oder Jahren durch. Berechnungen, die früher Jahre in Anspruch genommen haben, werden heute in Minuten ausgeführt. Nachrichten, die vor einigen Jahrzehnten noch monatelang unterwegs waren, werden heute in Sekundenschnelle übertragen. Und auch mein Computer ist zu diesem Zeitpunkt, in dem ich gerade an diesem Buch schrieb, auf dem neuesten Stand der Technik. Doch in jenem Moment, in dem Sie dieses Buch lesen, wird er schon so veraltet sein, dass jeder Computerfachmann mir raten würde: »Bring den alten Kasten doch ins Museum.«

Als Folge dieser rasanten Entwicklung leben immer mehr Menschen ihr Leben auf der Überholspur, viele davon im fünften Gang. Wir leben in einer neuen Zeit, einer Zeit der neuen Herausforderungen.

Diesen Herausforderungen sind wir jedoch biologisch nicht gewachsen. Unser Körper hat sich vor mehreren tausend Jahren so entwickelt, wie er heute ist. Umwelt und tägliche Anforderungen waren damals gänzlich andere als die, vor denen wir heute stehen. Unsere biologische Entwicklung hängt der technologischen einfach um einiges nach, und daraus entstehen eine Menge Probleme. Denn unser Organismus passt einfach nicht in die heutige Zeit.

Dass überschüssige Nahrungsenergie in Fett umgewandelt und damit gespeichert wird, war in der Steinzeit überlebenswichtig, um Hungerperioden gut zu überstehen. In diesen »Energiemangelzeiten« wurde das aufgebaute Fett regelmäßig wieder abgebaut und das Körpergewicht somit normalisiert. Diese Hungerperioden gibt es glücklicherweise in den Industrieländern heute nicht mehr. Doch die negativen Folgeerscheinungen davon sind vielen von uns zum Problem geworden.

Man vermutet, dass der Neandertaler täglich etwa 35 Kilometer Fußmarsch zurückgelegt hat, um Nahrung zu beschaffen. Vergleichen Sie das einmal mit Ihrer täglichen Bewegung und dem damit verbundenen Energieverbrauch. Unsere Energiebilanz, also das Verhältnis zwischen Energieaufnahme und Energieverbrauch, stimmt einfach nicht mehr.

Unser »Neandertalerkörper« passt nicht mehr in die heutige Zeit.

Der Zusammenhang zwischen der Ernährung und der Gesundheit

Auf diesen Punkt möchte ich gerne etwas genauer eingehen, weil meiner Meinung nach der Satz »Gesundheit ist nicht alles, aber alles ist nichts ohne Gesundheit« von großer Bedeutung ist und doch von vielen erst dann angenommen wird, wenn es schon zu spät ist.

Gesundheit ist nicht alles, aber alles ist nichts ohne Gesundheit.

Der Schlüssel zur Gesundheit liegt ganz entscheidend in Ihrer Ernährung. Eine Vielzahl von Untersuchungen belegt, dass sieben von zehn Patienten in den Wartezimmern der Arztpraxen sitzen, weil sie sich falsch ernähren. Doch was ist eigentlich Ernährung? Was bedeutet die grundlegende Tatsache, dass Sie essen und trinken müssen, für Ihr Leben und Ihre Gesundheit?

Als es noch keine Apotheken, Beta-Blocker oder Aspirin auf der Welt gab, da bildete die Nahrung die Grundlage für das Überleben und die Gesundheit der Menschen. Während der gesamten Evolution hatte die Nahrung die Funktion, dem Mensch durch ihre Bestandteile alle Stoffe zu geben, die er für sein Überleben benötigt. An dieser Tatsache hat sich bis heute nichts geändert. Deshalb ist die gängige Definition des Begriffs »Ernährung« auch schlüssig, die besagt, dass die Ernährung die stofflichen und energetischen Bedürfnisse des Organismus deckt.
Ihre Gesundheit wird also über Ihre Nahrungsaufnahme gesichert. Aber natürlich ist sie nicht die einzige Quelle unserer Gesundheit. Andere Fak-

toren wie Licht, Luft und Zufriedenheit gehören ebenso dazu, wenn sie in diesem Buch auch nicht näher behandelt werden.

Über die Nahrung nehmen Sie bestimmte Stoffe auf. Aber was passiert damit in Ihrem Organismus? Es geschieht etwas wirklich Erstaunliches: Im Lauf der Entwicklungsgeschichte hat der menschliche Organismus die Fähigkeit erworben, die Inhaltsstoffe der Nahrung so umzuwandeln, dass damit alle Körperfunktionen in Gang gehalten werden. So entnimmt Ihr Organismus dem Käse das Calcium und baut es in Ihre Knochen ein. Sie genießen den Honig, dessen Zucker in Energie verwandelt wird. Der knackige Apfel, in den Sie beißen, schenkt Ihnen Vitamine, die sie vor Krankheiten schützen.

Gesundheit bedeutet vollkommenes körperliches, seelisches und geistiges Wohlbefinden.

Dieser Vorgang, bei dem die Kost in körpereigene Substanzen und Energie umgewandelt wird, nennt man Stoffwechsel oder Stoffwechseltätigkeit. Aber wo liegt der Schlüssel zur Gesundheit? Es ist ganz einfach: darin, die stofflichen Bedürfnisse Ihres Organismus möglichst vollständig zu erfüllen. Sie müssen wissen, was Ihr Körper braucht, und es ihm geben. Das ist alles, was nötig ist, um Ihre Zellen, Organe und Ihr Gewebe in die Lage zu versetzen, das zu tun, worauf sie angelegt sind:

Ihr vollkommenes

- körperliches,
- seelisches und
- geistiges Wohlbefinden

zu erhalten.

Da die Nährstoffe letztendlich in Ihren Körperzellen verwertet und umgewandelt werden, entscheiden diese auch über Gesundheit oder Krankheit. Jede Körperzelle hat ihre eigene, besondere Aufgabe, die sie auch zufrieden stellend erfüllt, wenn ihr die Nährstoffe zur Verfügung stehen, die für ihre Funktion nötig sind. Die Zellen können ihre Aufgabe nicht erfüllen, wenn diese Nährstoffe fehlen, so wenig wie ein Motor laufen kann, wenn er keinen Treibstoff bekommt. Die Folgen von Nährstoffmangel sind daher Fehlfunktionen und Ausfälle von Körperzellen.

Ereignen sich diese Störungen in größeren Zellverbänden, die wir Organe – also Herz, Leber, Niere usw. – nennen, dann entstehen Krankheiten. Dies ist bei vielen Erkrankungen kein Prozess von Stunden oder Tagen, sondern von Jahren und Jahrzehnten. Möglicherweise sind Sie über Jahre beschwerdefrei, und doch schwelt gerade eine Krankheit in Ihnen. Das ist auch der Grund, warum die wenigsten aus gesundheitlichen Gründen ihre Ernährung umstellen: Man fühlt sich vermeintlich gesund.

Wie Sie am besten vorgehen, um den maximalen Erfolg zu erzielen

Der richtige Zeitpunkt

Stellen Sie zunächst sicher, dass momentan der richtige Zeitpunkt für eine Ernährungsumstellung ist. Wenn mehrere ungünstige Faktoren wie starker beruflicher Stress oder tief greifende private Probleme zusammenkommen, sollten Sie das Buch zur Seite legen und erst wieder darin lesen, wenn sich die Wogen geglättet haben. Können Sie im Moment genug Energie in Ihr Vorhaben abzunehmen investieren, ist der Zeitpunkt günstig, dann können Sie sofort starten!

Der feste Termin

Suchen Sie sich einen bestimmten Tag in der Woche aus, an dem Sie sich jeweils etwa eine Stunde ungestört diesem Buch zuwenden können. Behandeln Sie diese Stunde wie einen wichtigen Termin, da von diesem ein Großteil Ihres Erfolgs abhängt.
Wenn zum Beispiel jeden Mittwoch um 19.00 Uhr Ihr Lebensgefährte aus dem Haus ist und Ihre Kinder (sollten Sie welche haben) gebannt vor ihrer Lieblingssendung sitzen, wäre der Termin perfekt. Stellen Sie nun noch das Telefon und die Klingel ab, und nichts kann mehr schief gehen. Die Situation ist natürlich etwas übertrieben dargestellt. Ich möchte lediglich die Bedeutung dieses Termins für Ihren Erfolg unterstreichen.

Den ersten Schritt in die richtige Richtung haben Sie schon getan. Sie haben sich entschlossen, mit dem »Natürlich schlank für immer!«-Konzept abzunehmen. Gehen Sie nun auch den zweiten Schritt, und geben Sie sich die Chance zum Erfolg. Diese eine Stunde pro Woche ist der Schlüssel dazu. Nehmen Sie sich dafür also auch die Zeit, die notwendig ist.

Geben Sie sich die Chance zum Erfolg.

Tragen Sie nun das Datum und die Uhrzeit Ihres ersten Termins in das dafür vorgesehene Feld in der unten aufgeführten Tabelle ein. Sie sollten den Termin, wenn es die Umstände zulassen, möglichst bald nach dem Lesen dieser Seiten setzen, da Sie ja so schnell wie möglich mit dem Abnehmen beginnen möchten.

An diesem Termin nehmen Sie sich das erste Thema *Regelmäßiges Essen* (siehe S. 33) vor. In der Spalte »Erfolgsregel« können Sie jeweils die Inhalte eines Themas für sich in einem Satz kurz und prägnant zusammenfassen.

Nehmen Sie sich bei der Umsetzung der einzelnen Themen in die Praxis jeweils etwa eine Woche Zeit. Wenn Sie das erste Thema *Regelmäßiges Essen* gelesen haben, versuchen Sie, in der darauf folgenden Woche das Gelesene in Ihrem täglichen Leben anzuwenden. Immer wieder konnte ich in meinen Kursen die Erfahrung machen, dass allzu motivierte Kursteilnehmer, die versuchten, das gesamte Konzept auf einmal umzusetzen, damit scheiterten. Nach Erhalt der Kursunterlagen lasen sie alle Themen in einem Zug durch und versuchten danach sofort, den gesamten Kursinhalt in einer Woche zu realisieren. Diese Umstellung ist jedoch viel zu groß und überfordert jeden, der sich nicht die notwendige Zeit dafür nimmt. Erst die Berücksichtigung der Tatsache, dass der Körper sich an die neuen Grundsätze allmählich gewöhnen muss, führt zum Erfolg. Andernfalls ist das Scheitern vorprogrammiert.

Gehen Sie Schritt für Schritt vor und versuchen Sie nicht, Unmögliches möglich zu machen.

Gehen Sie also bitte Schritt für Schritt vor und nehmen Sie sich bei der Umsetzung des folgenden Konzepts ein Thema pro Woche vor. Lesen können Sie das ganze Buch natürlich gerne in einem Zug, bei der Umsetzung des Gelesenen in die Praxis jedoch sollten Sie sich an den vorgegebenen Zeitplan halten.

Terminplan

Erster Termin:
Datum: 31.01.07   Gewicht: 81,2 34   Gewichtsverlust:
Erfolgsregel:

Zweiter Termin:
Datum: 06.02.07   Gewicht: 80,2   Gewichtsverlust: 1,0
Erfolgsregel:

Dritter Termin:
Datum: 20.02.07   Gewicht: 79,2   Gewichtsverlust: 2,0
Erfolgsregel:

Vierter Termin:
Datum: 27.02.07   Gewicht: 78,7 30,4 Gewichtsverlust: 2,5
Erfolgsregel:

Fünfter Termin:
Datum: 13.03.07   Gewicht: 76,7 29% Gewichtsverlust: 4,5
Erfolgsregel:

Sechster Termin:
Datum: 20.03.07   Gewicht: 77,2   Gewichtsverlust: 4,0
Erfolgsregel:

Siebter Termin:
Datum: 03.04.07   Gewicht: 76,7 29% Gewichtsverlust: 4,5
Erfolgsregel:

Achter Termin:
Datum: Gewicht: Gewichtsverlust:
Erfolgsregel:

Definieren Sie Ihre Ziele

Wie viel möchten Sie abnehmen?

Formulieren Sie Ihre Ziele schriftlich aus.

Bevor Sie nun mit dem ersten Thema beginnen, nehmen Sie sich bitte einen Zettel und einen Stift zur Hand. Wie viele Kilogramm wollen Sie in den nächsten sieben Wochen abnehmen? Versuchen Sie Ihre Ziele, bezüglich Ihrer Figur und Ihres Körpergewichts schriftlich zu formulieren. Sich bewusst ein Ziel zu stecken wird nicht einfach sein, und Sie werden sicherlich eine gewisse Zeit vor einem leeren Blatt Papier sitzen. Versuchen Sie es trotzdem, denn dieses ausformulierte Ziel kann, richtig angewendet, Berge versetzen.

Ganz wichtig hierbei ist, dass Sie sich realistisch einschätzen – dazu sind folgende Werte hilfreich:

Durchschnittlich können Sie bei einem Ausgangsgewicht von:

- 55 bis 60 Kilogramm in den sieben Wochen vier Kilogramm abnehmen,
- 60 bis 65 Kilogramm in den sieben Wochen fünf Kilogramm abnehmen,
- 65 bis 70 Kilogramm in den sieben Wochen sechs Kilogramm abnehmen,
- 70 bis 75 Kilogramm in den sieben Wochen sieben Kilogramm abnehmen,
- 75 bis 80 Kilogramm in den sieben Wochen acht Kilogramm abnehmen.

Nehmen Sie mehr ab, als Sie sich vorgenommen haben, können Sie sehr stolz auf sich sein, denn dann haben Sie Überdurchschnittliches geleistet! Sollten Sie weniger abgenommen haben, seien Sie nicht enttäuscht. Es ist noch kein Meister vom Himmel gefallen, auch nicht in Sachen Abnehmen!

Die oben genannten Werte sind Durchschnittswerte, die ich in meinen Kursen ermittelt habe. Bitte rechnen Sie immer ein bis zwei Kilogramm Toleranz bei der Ermittlung Ihres persönlichen Zieles ein, denn jeder Mensch ist ein Individuum und reagiert auf das Konzept unterschiedlich. Außerdem sind die körperlichen Voraussetzungen, wie beispielsweise die Größe oder das Verhältnis von Muskulatur und Fettgewebe, bei jedem anders.

Das Ziel visualisieren

Wichtig ist auch, dass Sie sich Ihr Ziel bildlich vorstellen können. Schließen Sie die Augen, und versuchen Sie, sich auszumalen, wie es sein könnte, wenn Sie Ihren Wunsch realisiert haben. Versuchen Sie sich dieses erste, wenn auch nur schemenhafte Bild so deutlich wie möglich vorzustellen.

Kreieren Sie vor Ihrem geistigen Auge das Zielbild, das Sie erreichen möchten.

- Ist dieses erreichte Ziel ein einzelnes Bild oder eine Situation?
- Sind die Farben intensiv, in Pastelltönen oder vielleicht nur schwarz-weiß?
- Können Sie Ihre Vorstellung mit einem fiktiven Knopf heller oder dunkler drehen?
- Können Sie Geräusche wahrnehmen?

Sich ein Bild vor dem geistigen Auge zusammenzubauen ist nicht einfach und muss genauso geübt werden wie alles, was man das erste Mal probiert. Sollte die Übung nicht gleich von Anfang an so funktionieren, wie Sie es gerne hätten, geben Sie nicht gleich auf.

Beginnen Sie zunächst nur mit leichten Bildern, wie einem roten »X« auf weißem Hintergrund. Danach versuchen Sie die Farben zu ändern. Fahren Sie nun mit schwierigeren Sachen wie zum Beispiel einem Baum fort. Erst ein Laubbaum, dann ein Nadelbaum. Merken Sie, wie einfach das ist? Gehen Sie nun weiter zu Ihrem Zielbild, indem Sie sich vorstellen, wie Ihr festgelegtes Ziel aussehen könnte. Beispielsweise wie Sie im Urlaub am Strand liegen. Versuchen Sie, das Bild oder die Situation zu schärfen, und spielen Sie mit diesem Bild. Ändern Sie die Farbe Ihrer Bekleidung, lassen Sie Wolken am Himmel aufziehen und Möwen über das Wasser gleiten. Lassen Sie Ihrer Fantasie freien Lauf!

Ihr Zielbild dürfte nun schon etwas klarer geworden sein.

Das Zielbild und Ihr Unterbewusstsein

Was passiert nun mit diesem Bild in Ihrem Unterbewusstsein? Jedes Mal, wenn Sie aktiv an Ihrer Zielerreichung arbeiten, also anstatt einen Joghurt mit 3,8 Prozent Fett und Unmengen von Zucker zu kaufen, zu einem mit nur 0,1 Prozent Fett und Fruchtzucker als Süßungsmittel greifen, ist in Ihrem Unterbewusstsein kurz das von Ihnen kreierte Bild aufgeblitzt. Sie merken das gar nicht, da es nicht im Bewusstsein geschieht. Verzehren

Das Zielbild arbeitet für Sie.

Sie dann den Joghurt, wird genau dasselbe wieder passieren. Wenn Sie einmal den Tagesablauf durchgehen, werden Sie feststellen, dass es über den Tag verteilt viele Momente gibt, die etwas mit Ernährung zu tun haben. Und genau in diesen Momenten arbeitet Ihr Zielbild in Ihrem Unterbewusstsein für Sie.

Sie werden merken, wie Ihre Motivation allmählich steigt, wie Ihnen Ihre Ernährung immer mehr Spaß macht und wie der Stellenwert von gesundem Essen immer mehr an Bedeutung in Ihrem Leben gewinnt. Ihre innere Einstellung wird sich positiv verändern. Und vergessen Sie nie: **Essen findet im Kopf statt!**

Haben Sie sich Ihr Ziel vorstellen können, stellen Sie sich bitte dazu nun drei Fragen:

Drei Fragen, die Sie Ihrem Erfolg ein riesiges Stück näher bringen.

1. Was verbessert sich, wenn ich mein Ziel erreicht habe?
2. Was bleibt gleich, wenn ich mein Ziel erreicht habe?
3. Was verschlechtert sich, wenn ich mein Ziel erreicht habe?

Die Antworten auf diese Fragen notieren Sie sich bitte auf einem kleinen Stück Papier. Das Notierte behalten Sie am besten für sich, denn es geht nur Sie etwas an, da Ihre Ziele sehr privat und intim sein können. Bei der Beantwortung bleiben Sie bitte nicht an der Oberfläche, also auf der ersten Ebene stehen, das heißt, versuchen Sie, Ihre Antworten tiefer zu ergründen. Ein Beispiel für eine Verbesserung beim Erreichen des Zieles könnte sein, dass sich Ihr Selbstbewusstsein durch eine bessere Figur stärkt. Bei dieser kurzen Antwort handelt es sich um die erste Ebene, doch kann man sich hier auch noch weitere Konsequenzen vor Augen führen. Was verändert sich in Ihrem Leben im Speziellen, wenn sich Ihr Selbstbewusstsein verbessert? Können Sie dann vielleicht lockerer auf Leute zugehen? Haben Sie vielleicht mehr Spaß am Feiern? Was verändert sich dadurch in Ihrem Job oder in Ihrer Partnerschaft? All das sind Fragen, die in tiefere Ebenen vordringen. Genau diese Tiefe ist für Sie interessant und wichtig zu ergründen.

Bis Sie Antworten auf diese Fragen gefunden haben und Ihr persönliches Ziel in Worte gefasst ist, vergeht sicherlich einige Zeit. Dieser Schritt bringt Sie aber in Ihrer derzeitigen Entwicklung um einiges weiter! Ich habe in meiner Beratungstätigkeit festgestellt, dass all diejenigen, die dieses Verfahren der Zielermittlung regelmäßig durchgeführt haben, ihre Ziele auch erreicht haben. Und was gibt es im Leben Schöneres als erreichte Ziele?

Die Waage kann zur Tretmine werden!

Eines kann ich Ihnen versichern: Wenn Sie zu der Personengruppe gehören, die sich jeden Tag morgens, mittags und abends wiegt, sollten Sie diese Angewohnheit schleunigst ändern. Ich schlage Ihnen vor, dass Sie sich ab sofort nur noch einmal pro Woche wiegen. Und das am besten an Ihrem »Natürlich schlank für immer!«-Termin. Warum Sie erfolgreicher sein werden, wenn Sie sich nur seltener auf die Waage stellen, wird Ihnen im Folgenden schnell klar.

Die Waage ist ein sehr schlechtes Messinstrument, was den Erfolg oder Misserfolg beim Verlust von Körperfett betrifft. Ihr Gewicht ist natürlichen Schwankungen unterworfen, die von einem auf den anderen Tag bis zu einem Kilogramm ausmachen können.

Die Waage misst Ihr Körpergewicht, nicht den Verlust von Fett.

Außerdem bauen Sie im Lauf der Zeit durch Ihre gezielten sportlichen Aktivitäten, die Teil dieses Konzepts sind und auf die ich später noch ausführlich kommen werde, Muskulatur auf. Dieses Muskelgewebe hat ein bestimmtes Gewicht, das sich natürlich auch auf der Waage bemerkbar macht. In diesem Fall nehmen Sie zwar nicht so schnell ab, sind aber trotzdem erfolgreich gewesen, denn der Verlust von Fett in Kombination mit dem Aufbau von straffem und festem Muskelgewebe macht eine gute Figur. Ich denke, in diesem Punkt sind wir uns alle einig.

An dieser Stelle möchte ich Sie darauf hinweisen, dass Sie keine Angst zu haben brauchen, zu viel Muskulatur aufzubauen. Muskelaufbau heißt nicht immer, dass Sie früher oder später wie Arnold Schwarzenegger aussehen. Doch dazu später mehr.

Wiegen Sie sich zu oft oder werten Sie die Ergebnisse auf der Waage zu stark, werden Sie womöglich aufgrund des angezeigten Gewichts enttäuscht sein, obwohl Sie bei Ihrem Vorhaben, Fett zu verlieren, eigentlich erfolgreich waren.

Wie viel Fett Sie wirklich verlieren, ist mit einfachen Mitteln nur schwer zu kontrollieren. Eine Möglichkeit dazu bieten spezielle Messinstrumente,

Ihre Kleider sind die Messinstrumente, die Ihnen zeigen, ob Sie abgenommen haben oder nicht.

die den prozentualen Körperfettgehalt messen. Hierbei gibt es mehrere Methoden, die aber alle Ihre Haken und Ösen haben oder viel zu teuer und darüber hinaus sehr kompliziert sind.

Einmal die Woche auf die Waage, Ihr verändertes Spiegelbild und Ihre Kleidung – diese Kombination ist meiner Meinung nach das sichere Messinstrument für erfolgreiche Gewichtsreduktion. Denn an der Passform Ihrer Hose werden Sie schnell merken, ob Sie abgenommen haben oder nicht. Wird diese weiter und weiter, sind Sie auf dem richtigen Weg. Um kurzfristige Gewichtsschwankungen auszugleichen, sollten Sie bei den Wiegeergebnissen außerdem immer nur einen Zwei-Wochen-Querschnitt werten. Zählen Sie dazu die Wiegeergebnisse von zwei Wochen zusammen und teilen Sie das Ergebnis durch zwei.

Ich betone es noch einmal: Wenn Sie sich jeden Tag wiegen, wird die Waage zur Tretmine. Sie werden einen Krieg gegen die Waage führen, den Sie nicht gewinnen können. Sie werden sich selber unter Druck setzen, und bei jedem Gramm, das Sie zugenommen haben, werden Sie sich fragen: »Was habe ich bei meiner Ernährung falsch gemacht?«

Womöglich haben Sie nichts falsch gemacht, sondern einfach nur mehr getrunken als vor dem letzten Wiegen. Bedenken Sie bitte, dass ein Liter Wasser auch ein Kilogramm wiegt und damit Ihr Körpergewicht erhöht.

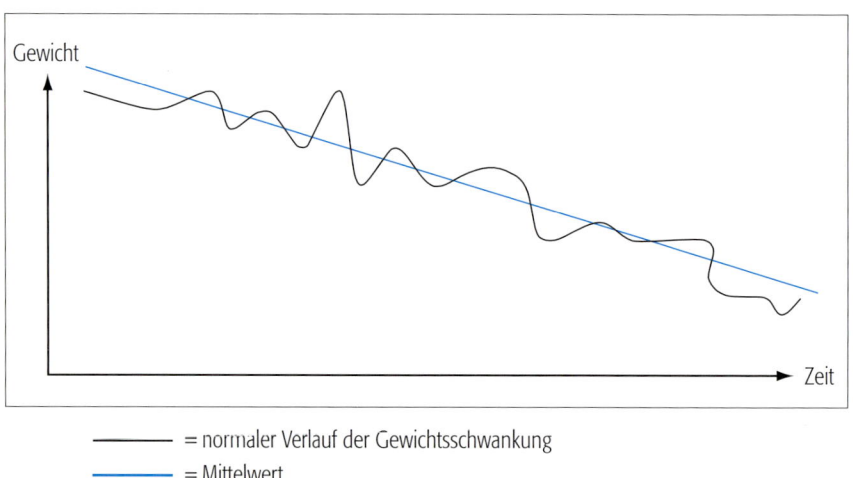

Abb. 1: Natürliche Gewichtsschwankungen

Oder Sie haben vor dem Wiegen gerade Sport getrieben und dabei durch die Flüssigkeitsabgabe über Schweiß und Atem Gewicht verloren. Versuchen Sie also beim Wiegen immer gleiche Voraussetzungen in Bezug auf Kleidung, Essen und Trinken sowie sportliche Betätigung zu schaffen.
Die natürlichen Gewichtsschwankungen des Körpers sehen Sie in der oben stehenden Grafik noch einmal veranschaulicht.

Diese ganz natürlichen Schwankungen Ihres Gewichts sollten Sie sich nicht zu Herzen nehmen, denn Sie sagen nichts über Erfolg oder Misserfolg aus. Der langfristig ermittelte Mittelwert, den Sie erreichen, wenn Sie sich nur einmal pro Woche wiegen, zählt viel eher.

Beginnen Sie nun mit dem ersten Thema!

Frühstück: Vollkorn! (Weizen + Roggen)
Dinkelmehl u. Dinkelvollkorn
Glyx - Brot (Vollkorn-Brot)   Mehl 1250 Typ
                              Dinkel 630 Typ

Aufstrich:
Brunch, Frischkäse bis 15% Fett absolut

Marmelade: nur mit Fruchtzucker!

Honig nicht gut

Kein Wurstkäs
Schinken, Kasseler, Bierwurst
Käse, fettreduziert 15% absolut

Zwischenmahlzeit: Milchprodukte, Joghurt, Buttermilch
fettarm! Nur Fruchtzucker!
Kein Süßstoff!
Obst, keine Banane keine Trauben!

Mittag warm oder kalt!
Nudeln: Barilla Vollkornnudeln
Reis: Onkel Ben's Naturreis

Nachmittag Brot

Abend: Kein Brot! Keine Kohlehydrate
Reis,
Nudeln, Kartoffeln

Nacht: Kein Fett, kein Zucker, Gemüse, Obst

www.chefkoch.de ? Trennkost ?

ERSTES THEMA

Regelmäßiges Essen

Die Chronobiologie und ihr Zusammenhang mit der Ernährung

Das erste Thema beschäftigt sich mit einem sehr interessanten Bereich der Biologie, den es im Vergleich zu anderen Wissenschaften noch nicht allzu lange gibt: der Chronobiologie, der Lehre der biologischen Zeitabläufe und Zeitintervalle.

Chronobiologie: Die Lehre der biologischen Zeitabläufe und Zeitintervalle.

Dass sich in der Natur alles nach bestimmten Zeitintervallen und Rhythmen richtet, ist schon seit langem bekannt, wurde aber erst vor kurzem wissenschaftlich näher untersucht. Für diese Zeitrhythmen gibt es die verschiedensten Beispiele, wie die Jahreszeiten, die sich in bestimmten Zeitintervallen abwechseln und wiederholen, oder die Wach- und Schlafphasen beim Menschen.

Die »Vier-Stunden-Regel«

Wenn Sie Kinder haben, ist Ihnen bestimmt im Gedächtnis geblieben, in welchen Zeitabständen Babys schreien: etwa alle drei bis vier Stunden. Das machen Babys nicht, weil sie in regelmäßigen Abständen das Bedürfnis verspüren, Mama und Papa zu ärgern, sondern weil es im Erbgut – in der Genetik – eines jeden Menschen festgelegt ist, nach etwa drei bis vier Stunden Nahrung zu bekommen. Bei den Babys ist das Verlangen nach Nahrung noch instinktgesteuert und wird vom Unterbewusstsein geregelt, so wie es die Natur vorgesehen hat.

Unsere Nahrungsaufnahme richtet sich meist nicht nach unserer inneren Uhr, sondern wird vom Alltag bestimmt.

Die Säuglinge halten sich aufgrund ihrer Instinkte an die »Vier-Stunden-Regel«. Bei den Erwachsenen sieht das in den meisten Fällen leider etwas anders aus. Deren Nahrungsaufnahme wird nicht vom Instinkt oder dem Unterbewusstsein gesteuert, sondern vom Alltag. Unsere Essenszeiten richten sich nach dem Beruf, nach der Familie oder dem Partner, nach der Freizeitgestaltung oder teilweise sogar nach dem Fernsehprogramm. Die Folge davon ist, dass tagsüber entweder sehr unregelmäßig oder im Gegenteil ununterbrochen gegessen wird. Zumeist werden lediglich zwei, maximal drei Mahlzeiten gegessen.

Da die Nahrungsaufnahme jedoch eng mit den Stoffwechselvorgängen im Körper verbunden ist, ist sie in irgendeiner Form zeitgebunden. Der menschliche Körper – unabhängig vom Alter – benötigt alle vier Stunden Nährstoffe, um optimal funktionieren zu können. Dies ist eine biologische Gegebenheit, an der man nichts ändern kann.

Was passiert nun, wenn Sie sich nicht an die »Vier-Stunden-Regel« halten?

Gehen wir zurück zu dem Beispiel »Schlaf«. Hier ist unser Körper so konzipiert, dass auf eine Wachphase von 16 bis 17 Stunden eine Schlafphase von sieben bis acht Stunden folgt. In Abhängigkeit von der körperlichen und geistigen Belastung in der Wachphase ist die Dauer der Schlafphase natürlich in einem gewissen Rahmen variabel.

Stellen Sie sich einmal vor, jemand wäre der Meinung, Schlaf sei eine Art Luxus und damit beinah überflüssig, und beschließt, jede Nacht nur noch zwei bis drei Stunden zu schlafen. Diesen Versuch wird man nur kurz durchhalten, das Vorhaben wird scheitern. Der Körper holt sich nach einer gewissen Zeit das, was ihm nicht zugestanden wird: Schlaf! Und so wird man auf einmal in einer ruhigen Minute aufgrund totaler Übermüdung einschlafen. Sie alle haben in den Nachrichten von diesem Szenario schon einmal etwas gehört. Meistens dann, wenn von einem schweren LKW-Unfall auf Autobahnen berichtet wird.

Ihr Körper holt sich früher oder später das, was ihm nicht zugestanden wird.

Genau das Gleiche passiert, wenn Sie sich nicht an die »Vier-Stunden-Regel« bezüglich Ihrer Ernährung halten. Ihr Körper wird sich das holen, was Sie ihm in dem von der Biologie vorgeschriebenen Zeitintervall nicht gegeben haben: Nährstoffe! Die Folgen davon sind mit denen eines LKW-Unfalls natürlich nicht zu vergleichen, haben aber auch Konsequenzen, und die sind für unser Thema von Bedeutung.

So sieht das Ernährungsverhalten in der Regel aus

An den meisten Tagen frühstückt man morgens zu Hause gar nichts und bleibt lieber eine Viertelstunde länger im Bett liegen. »Morgens um sechs oder sieben Uhr schon etwas essen, das kann ich gar nicht!«, hört man dazu häufig. Doch, was glauben Sie, sagt Ihr Körper dazu, wenn Sie morgens aufstehen und aktiv werden, Ihr Organismus für diese Aktivitäten Nährstoffe benötigt, aber nichts außer einer Tasse Kaffee bekommt? Ich kann Ihnen sagen, er wird nicht begeistert sein! Das spüren Sie spätestens am späten Vormittag, wenn Ihr Magen zu knurren anfängt und Sie sich ausgehungert fühlen. Denn immerhin sind Sie schon drei bis vier Stunden auf den Beinen, ohne Ihrem Körper notwendige Nährstoffe zugeführt zu haben. Also machen Sie gegen zehn oder elf Uhr Ihre verspätete Frühstückspause. Ist man berufstätig, hat man sich von zu Hause wahrscheinlich für das Frühstück nichts mitgenommen, da der Aufwand »ja viel zu groß ist«, immer nur belegte Brote zum Frühstück ja auch langweilig sind oder einfach weil die Zeit nicht reichte. Vielleicht hat man sich bereits auf dem Weg zur Arbeit beim Bäcker schnell noch eine Kleinigkeit gekauft, die man dann in der Frühstückspause verzehren kann. Die nächste Möglichkeit, etwas zu essen, bietet sich dann in der Mittagspause gegen halb eins oder eins. Hierzu muss mitunter die Würstchenbude um die Ecke herhalten. Und abends stehen mal wieder Überstunden oder noch ein paar kleine Erledigungen auf dem Programm. An vielen Tagen hat man so an einem Zehn-Stunden-Tag lediglich zwei Mahlzeiten zu sich genommen. Man hat sich nicht an die »Vier-Stunden-Regel« gehalten und den ganzen Tag über eigentlich nichts Richtiges gegessen.

Die Folge: Wenn man abends endlich heimkommt, dann hat man natürlich den entsprechenden Hunger. Die eigentliche Hauptmahlzeit mit den entsprechenden Kalorien wird also abends verzehrt. Und das meist nicht allzu lange bevor man es sich auf dem Sofa bequem macht und dann ins Bett geht.

Wenn Sie sich und Ihre Ernährungsweise in einigen Punkten wieder erkannt haben, so stehen Sie damit nicht allein. Obwohl Sie vielleicht denken mögen, dass sich kein Mensch an den Ernährungsgewohnheiten eines Säuglings etwas abschauen kann, haben Sie nur in Bezug auf die Nahrungsmittelauswahl Recht. Was die Regelmäßigkeit angeht, hat jeder Säugling den meisten Erwachsenen jedoch etwas voraus.

Lediglich zwei Mahlzeiten am Tag sind zu wenig.

Die Folgen

Abends zu viel essen, das setzt an!

Was, glauben Sie, passiert, wenn man den ganzen Tag über nichts Vernünftiges isst, dann mit einem riesigen Hunger nach Hause kommt, sich den Magen füllt, bis man mehr als satt ist, und etwa drei bis vier Stunden später ins Bett geht? Oder den ganzen Tag über zwischendurch immer wieder Kleinigkeiten zu sich genommen hat, ohne darauf zu achten?

Sie haben richtig vermutet. Das setzt an!!!

Im Schlaf verbraucht der menschliche Körper so gut wie keine Energie mehr, weil er auf Sparflamme umschaltet. Die Herzfrequenz, die Atemfrequenz und die Körpertemperatur senken sich deutlich ab. Und auch die Energie, die durch Bewegung verbraucht wird, beläuft sich auf ein Minimum. Selbst das Gehirn verbraucht nur noch wenig Energie, denn weder die Sinne noch das Bewusstsein sind aktiv. Zwar läuft das Unterbewusstsein auf Hochtouren, der Energieverbrauch wird dadurch jedoch kaum beeinflusst. Man verbrennt also pro Nacht nur etwa 100–150 Kalorien. Das entspricht etwa einer großen Banane. Die restlichen Kalorien, die Sie eventuell zu sich genommen haben, werden in Fettgewebe umgewandelt.

Der Körper verschenkt im gesunden Zustand nicht eine Kalorie ungenutzt. Man nimmt also, isst man abends spät, nächtens zu, obwohl man den Tag über vielleicht gar nicht viel gegessen hat.

Tagsüber läuft der Energieverbrauch auf Hochtouren.

In der Regel wird also am Tage zu unregelmäßig, zu unausgewogen und oft zu wenig gegessen, obwohl der Organismus gerade in dieser Zeit in regelmäßigen Abständen Nahrung benötigt. Bedenken Sie bitte nochmals, dass Sie tagsüber aktiv sind. Sämtliche Aktivitäten verbrauchen Nährstoffe und auch Vitalstoffe (Vitamine, Spurenelemente, Mineralstoffe und sekundäre Pflanzenstoffe). Ihr Körper reagiert demnach abends vollkommen richtig, wenn Sie Hunger haben. Denken Sie an die letzten Seiten zurück: Der Körper wird sich das holen, was Sie ihm nicht gegeben haben. In diesem Fall wird er sich über den Hunger abends Nährstoffe holen, mit denen Sie ihn tagsüber nicht versorgt haben. Abends benötigen Sie jedoch den Großteil dieser Nährstoffe nicht mehr, denn Sie werden bereits kurze Zeit nach der Nahrungsaufnahme ins Bett gehen. Die Folge: Ihre Fettdepots werden größer!

Das wäre alles nicht so problematisch, wenn Sie die nachts aufgebauten Fettreserven dann tagsüber wieder verbrennen könnten. Das »Insulinproblem« macht deutlich, warum das nicht funktioniert.

Das Insulinproblem

Das zweite Problem der zu wenigen und unregelmäßigen Mahlzeiten hängt mit dem Blutzucker und dem dazugehörigen Hormon Insulin zusammen. Ihr Körper reagiert auf einen zu geringen Blutzuckerspiegel immer mit Hunger. Instinktiv reagieren Sie dann richtig, wenn Sie etwas essen. Wenn Sie allerdings sehr großen Hunger haben, werden Sie viel mehr Energie in Form von Nahrung aufnehmen, als eigentlich benötigt wird. Bei Hunger wird Ihr Körper immer maßlos reagieren und das Zweibis Dreifache von dem fordern, was er eigentlich braucht. Sie können das mit einer Kurzschlussreaktion in einer Notlage vergleichen. Und ein zu geringer Blutzuckerspiegel ist für Ihren Organismus eine Notlage! Nicht selten bekommen Sie in diesen Momenten Lust auf etwas Süßes, denn Zucker oder alles, was Zucker enthält, ist für Ihren Körper leicht und schnell verwertbare Energie.

Ein zu geringer Blutzuckerspiegel verursacht Hunger.

Aufgrund der dann plötzlich zugeführten hohen und leicht bzw. schnell verwertbaren Energiemenge steigt der Blutzuckerspiegel sprunghaft an. Um den Blutzuckerwert wieder auf einen normalen Wert zu senken, wird eine große Menge an Insulin ausgeschüttet. Denn das Insulin sorgt für den schnellen Abtransport der im Blut enthaltenen Nahrungsenergie. Woraufhin kurze Zeit später wieder ein Energiemangel im Blut herrscht, also wieder Unterzucker, der erneut Hunger produziert. Ihr Blutzuckerspiegel kann sich so nicht auf Normalwerte einpendeln.

Ein zu hoher Blutzuckerspiegel und die daraus resultierende Insulinausschüttung verlangsamt oder blockiert den Fettabbau.

Der große Nachteil eines stark schwankenden Blutzuckerspiegels sind die hohen Mengen an Insulin, die für den Abbau der Überzuckerung ausgeschüttet werden. Denn sie verlangsamen den fettabbauenden Stoffwechsel und können ihn sogar blockieren. Große Schwankungen des Blutzuckerspiegel aufgrund unregelmäßiger und daraus resultierender zu großer Mahlzeiten verursachen zum einen also immer wieder großen Hunger in den Phasen der Unterzuckerung und verlangsamen oder blockieren damit zum anderen den Fettabbau.

Es kommt also darauf an, den Blutzucker und damit auch den Insulinspiegel durch regelmäßige (spätestens alle vier Stunden) und nicht zu üppige Mahlzeiten auf einem gleichmäßigen Niveau zu halten. Dadurch vermeiden Sie einerseits, ständig von Hunger (evtl. sogar auf Süßes) gequält zu werden, andererseits, Ihren Fettabbau, um den es Ihnen ja geht, zu verlangsamen oder zu blockieren.

Die folgende Abbildung stellt diesen Sachverhalt noch einmal bildlich dar.

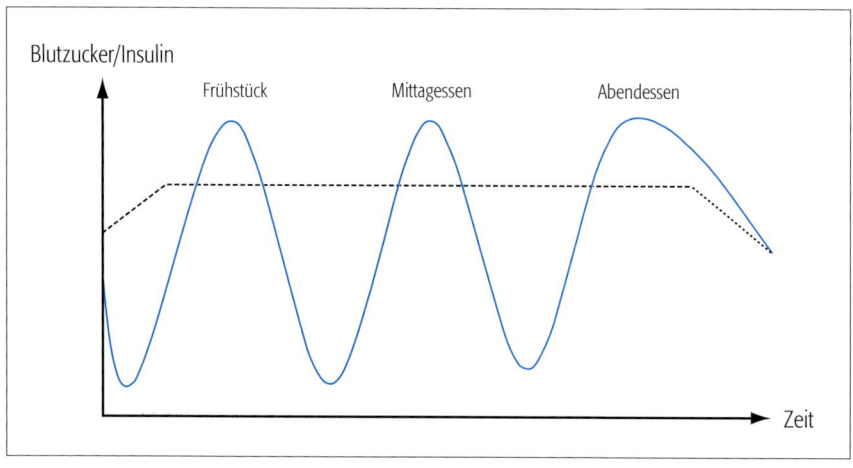

——— = Blutzucker/Insulinspiegelschwankungen bei nur drei Mahlzeiten
- - - - - - = gleichmäßiger Blutzucker/Insulinspiegel bei mehreren Mahlzeiten

Abb. 2: Auswirkung der Mahlzeiten auf den Blutzucker/Insulinspiegel

Von der Theorie zur Praxis

Geben Sie Ihrem Körper tagsüber regelmäßig das, was er benötigt: Nährstoffe.

Ihr Ziel sollte künftig also sein, tagsüber in regelmäßigen Abständen von drei bis maximal vier Stunden etwas zu essen. Auf diese Weise decken Sie tagsüber Ihren Kalorienbedarf und geben Ihrem die Körper die Möglichkeit, auch überschüssige Kalorien zu verbrennen. Außerdem kommen Sie abends nicht in die Verlegenheit, noch Unmengen essen zu müssen, weil Sie einfach keinen so großen Hunger mehr verspüren. Denn wer seinen Körper tagsüber ausreichend mit Kalorien und Nährstoffen versorgt, wird abends kein Verlangen mehr nach riesigen Portionen haben.

Zudem vermeiden Sie damit einen stark schwankenden Blutzucker und den daran gekoppelten erhöhten Insulinspiegel. Ihr Fettstoffwechsel wird auf diese Weise ausgeglichen funktionieren, was eine Grundvoraussetzung für das Abnehmen ist. Leider verwehren viele Menschen Ihrem Körper aufgrund eines sehr hohen Insulinwertes die Möglichkeit des Fettabbaus.

Sie sollten sich nun also angewöhnen, entsprechend der Vier-Stunden-Regel fünf bis sechs Mahlzeiten am Tag zu sich zu nehmen. Gemeint sind hier die drei Hauptmahlzeiten Frühstück, Mittag- und Abendessen sowie zwei bis drei Zwischenmahlzeiten, je nachdem wie weit die Hauptmahlzeiten auseinander liegen. Überlegen Sie sich immer ein paar Tage vorher, was Sie essen möchten. Schreiben Sie sich am besten am Wochenende in groben Zügen auf, wie die Hauptmahlzeiten der kommenden Woche aussehen sollten. Tragen Sie zum Beispiel in einem Kalender ein, was Sie wann essen möchten. Kaufen Sie entsprechend ein, und bereiten Sie die Mahlzeiten zu Hause so vor, dass keine zeitlichen Probleme aufkommen. Hierbei ist Ihr Organisationstalent gefragt. Beziehen Sie Ihren Beruf, Ihre Termine, Freizeitaktivitäten und auch Ihre Familie in den Essensplan mit ein.

Ihr Essensplan muss auf Ihr persönliches Umfeld abgestimmt sein. Sind Sie beruflich sehr eingebunden, haben wenig Zeit und auch nicht die Möglichkeit, mittags warm zu essen, denn weder Herd noch Mikrowelle sind am Arbeitsplatz vorhanden, so bereiten Sie am Abend vorher oder morgens Ihre Zwischenmahlzeiten und eine kalte Hauptmahlzeit (zum Mittagessen zum Beispiel ein Putensandwich) vor und nehmen diese mit in die Arbeit. Wenn Sie dann abends nach Hause kommen, dürfen Sie sich auf ein warmes Abendessen freuen!

Essens- und Alltagsgewohnheiten müssen zusammen passen.

Bei den auf den folgenden Seiten vorgeschlagenen Rezepten sind alle Variationen möglich. Bedenken Sie jedoch, dass Sie die eigentliche Hauptmahlzeit mittags zu sich nehmen sollten. Hier benötigt Ihr Körper am meisten Nähr- und Vitalstoffe. Geben Sie ihm diese nicht in ausreichendem Maß, wird er sie abends einfordern, und Sie werden, um Ihren knurrenden Magen zu stillen, mehr essen, als Sie dann in der Nacht verbrennen können.

Wie Sie jetzt wissen, führt eine unregelmäßige Ernährungsweise zu Fettaufbau, was beim Abnehmen natürlich nicht wünschenswert ist. Ernähren Sie sich weitgehend so, wie ich es Ihnen mit den folgenden Ernährungsplänen vorschlage. Sollten Sie in den Abendstunden trotzdem großen Hunger (vielleicht sogar auf Kohlenhydrate) bekommen, ist das fast immer auf zu geringe Nährstoffzufuhr am Tag zurückzuführen. Scheuen Sie sich nicht, tagsüber die Kohlenhydratmengen (zum Frühstück: Brot/Brötchen, Müsli, Cornflakes; Mittagessen: Reis, Nudeln, Kartoffeln, Brot/Brötchen) etwas zu erhöhen, wenn Sie abends Hunger verspüren. Auch bei den Zwischenmahlzeiten können Sie bedenkenlos beispielsweise etwas Haferflocken in Ihren Joghurt hineinrühren.

> Beim Abendessen sollten Sie auf Kohlenhydrate so weit wie möglich verzichten!

Wenn Sie die folgenden Rezepte für die Abendmahlzeiten durchgehen, werden Sie keine großen Mengen an kohlenhydratreichen Lebensmitteln finden. Wesentlich besser geeignet sind eiweißreiche Lebensmittel wie fettarmes Fleisch, Quark, Joghurt in Kombination mit Früchten oder Gemüse.

Das hat auch seinen Grund: Eiweiß wird von Ihrem Körper im Schlafzustand im Gegensatz zu Kohlenhydraten nur in minimalen Mengen in Fett umgewandelt.

Die Gründe dafür kennen Sie jetzt. Die beschriebene Ernährungsumstellung von wenigen unregelmäßigen Mahlzeiten beziehungsweise ständiger Nahrungsaufnahme auf das regelmäßige, ausgewogene Essen wird Ihnen vielleicht auf den ersten Blick ein wenig problematisch erscheinen. Sie werden sich hieran jedoch sehr leicht und auch sehr schnell gewöhnen. Wenn sich all Ihre Stoffwechselvorgänge erst einmal von nur zwei bis drei großen oder unzähligen kleinen Mahlzeiten auf insgesamt fünf bis sechs normal große Mahlzeiten in entsprechenden Zeitabständen umgestellt haben, wird es bald zur Selbstverständlichkeit für Sie werden, regelmäßig und dabei nicht zu viel zu essen.

> Ihre Ernährung darf ab jetzt keine untergeordnete Rolle mehr spielen! Der Zeitpunkt Ihrer Mahlzeiten ist das Fundament einer erfolgreichen Ernährung. Verschieben Sie sie nicht auf später, lassen Sie keine Mahlzeiten aus und halten Sie sich an die Vier-Stunden-Regel. Hierauf baut alles auf!

Auf den nächsten Seiten finden Sie den ersten Teil des von mir zusammengestellten Ernährungsplans, an dem Sie sich in der Anfangszeit orientieren sollten, um Fehler zu vermeiden. Nachdem Sie mehrere Themen durchgearbeitet haben, werden Sie merken, dass meine Rezeptvorschläge nur als Vorlage dienen, anhand deren Sie Ihnen bekannte Rezepte so umbauen können, dass sie in Ihre neue Ernährungsweise passen.

Gehen Sie nun den Ernährungsplan für die erste Woche durch. Tragen Sie die jeweiligen Uhrzeiten Ihrer fünf oder sechs Mahlzeiten entsprechend ein. Die eingetragenen Zeiten stellen grobe Richtwerte dar, an die Sie sich ungefähr halten sollten.

WICHTIG

Legen Sie zunächst entsprechend Ihres Arbeitsumfeldes, Familien- und Freizeitverhaltens die Uhrzeiten für Ihre Hauptmahlzeiten fest.
Sie werden feststellen, dass zwischen den Hauptmahlzeiten meist mehr als vier Stunden liegen. Ist dies der Fall, sollten Sie eine Zwischenmahlzeit einfügen. Liegen zwischen den Hauptmahlzeiten weniger als vier Stunden, entfällt die Zwischenmahlzeit! *Beispiel:* Frühstück um 9.00 Uhr, Mittagessen um 12.00 Uhr. Hier liegen nur drei Stunden zwischen Frühstück und Mittagessen. Also ist keine Zwischenmahlzeit notwendig!
Sollten mehr als acht Stunden zwischen den Hauptmahlzeiten liegen, sind zwei Zwischenmahlzeiten notwendig. Auch wenn zwischen Abendessen und dem Zubettgehen mehr als vier Stunden liegen, sollten Sie noch eine Zwischenmahlzeit zu sich nehmen.

Exkurs: Wie Gelüste entstehen und wie Sie am besten damit umgehen

Ich denke, es ist notwendig, sich mit diesem Thema zu Beginn des »Natürlich schlank für immer!«-Konzepts zu befassen. Viele von Ihnen würden gerne Ihre Ernährung umstellen, scheuen jedoch davor zurück, weil Sie Angst haben, Ihren Gelüsten zu unterliegen. Ich möchte Ihnen daher an dieser Stelle genau erläutern, was Gelüste sind, wie sie entstehen und wie man am besten mit ihnen fertig wird.

Stellen Sie sich bitte einmal vor, dass Sie sich momentan in einer sehr guten finanziellen Lage befinden. Was machen Sie in den meisten Fällen mit dem Geld, das Ihnen am Ende eines Monats übrig bleibt? Vermutlich werden Sie versuchen, es zu sparen, für Zeiten, in denen es Ihnen vielleicht finanziell nicht so gut geht. Die wenigsten von Ihnen werden es sinnlos zum Fenster hinauswerfen.
Diese Situation können Sie sehr gut auf Ihren Körper übertragen: Der war die ganze Zeit nicht mit Geld überversorgt, aber mit Kalorien. Auch er legt sich in diesem Fall ein »Sparbuch« an: das Fettgewebe. Für Zeiten, in denen Nahrungsmittelenergie Mangelware darstellt. Ihr Körper wird genauso widerwillig an sein Erspartes gehen wie Sie selber, wenn die Zeit gekommen ist, für die Sie das Sparbuch angelegt haben. Sie werden sich möglicherweise erst in Kleinigkeiten einschränken, bevor Sie an das gehen, was auf der »hohen Kante« liegt.

Jegliche überflüssig aufgenommene Energie wird in Form von Fett gespeichert: als »Sparbuch« für schlechte Zeiten.

Ihr Körper wird versuchen, eine Art Notbremse zu ziehen, um sein Fett (sein Sparbuch) nicht verbrennen zu müssen. Dieses Festhalten an Energiereserven haben wir Menschen aus der Steinzeit mitgebracht. In dieser Zeit war es notwendig, Energie zu speichern und für schlechte Zeiten zu bewahren, in denen Nahrung nur in geringen Mengen vorhanden war. Diese Zeiten gab es damals noch in regelmäßigen Abständen. Wer in Überflusszeiten Energie in Form von Fett gespeichert hatte, konnte in der Mangelzeit länger überleben.
Deshalb ist unser Körper so aufgebaut, dass jegliche überflüssig aufgenommene Energie in Form von Fett gespeichert wird und auch so lange wie möglich beibehalten wird. Fettreserven stellen für unseren Körper eine Art Lebensversicherung dar.

Wenn Sie also beginnen, langfristig und kontinuierlich Fett abzubauen, wird Ihr Körper versuchen, Sie daran zu hindern. Diese Notbremse äußert sich in den meisten Fällen in vermehrten Gelüsten. Sie haben den ständigen Drang, das zu essen, was Sie bisher gerne zu sich genommen haben, jetzt aber (bis auf Ausnahmen oder in geringen Mengen) nicht mehr essen sollten, da Sie ja abnehmen wollen. Ich denke da besonders an die kleinen Kalorienbomben wie Schokolade, Chips, Kuchen, Fastfood oder die fette Pizza vom Imbissstand.

Gelüste: Zeichen des Fettabbaus

Sie mögen jetzt denken, dass diese Gelüste Ihnen das Leben nur unnötig schwer machen und Sie doch nicht widerstehen können. Das ist aber nicht der Fall, denn Sie haben die Möglichkeit, diese Gelüste zu Ihrem Vorteil zu verwenden.

Machen Sie die Gelüste zu Ihren Verbündeten.

Ihr Körper kann diese Gelüste nur entstehen lassen, wenn er gleichzeitig auf Energieverbrauch umschaltet, das heißt, wenn Sie solche Gelüste verspüren, kurbelt der Körper seinen Energieverbrauch an. Wenn Sie gegen diese Gelüste ankämpfen und nichts essen, muss Ihr Körper die Energie, die er verbraucht, aus seinen Fettreserven decken.
Die Folge davon: Jedes Mal, wenn Sie merken, dass Gelüste in Ihnen aufsteigen und Sie ihnen widerstehen, so können Sie sicher sein, dass Sie genau in diesem Moment eine beachtliche Menge an Fett verlieren. Machen Sie sich das immer bewusst, und Sie werden diese Momente viel einfacher überstehen. Diese Zeit – nennen wir sie mal den »Moment des Hungers« – dauert in den seltensten Fällen sehr lange. Meistens klingt sie nach 15 bis 20 Minuten wieder ab, denn dann wird der Energieverbrauch über das Fett gespeist.

Widerstehen Sie dem kleinen Hunger zwischendurch, verbrennen Sie vermehrt Fett.

Ihr Körper verbrennt im Moment des kleinen Hungers also Energie. Er versucht den Verbrauch über von außen kommende Nahrungsmittel zu decken – Sie spüren in diesem Augenblick ein starkes Hungergefühl –, merkt aber nach kurzer Zeit, dass keine Nahrung zugeführt wird. Also muss die verbrauchte Energie über den Fettstoffwechsel gespeist werden. Es gilt also nur, eine kurze Zeit zu überstehen. Dieser Sachverhalt wird in folgendem Schaubild noch einmal verdeutlicht.

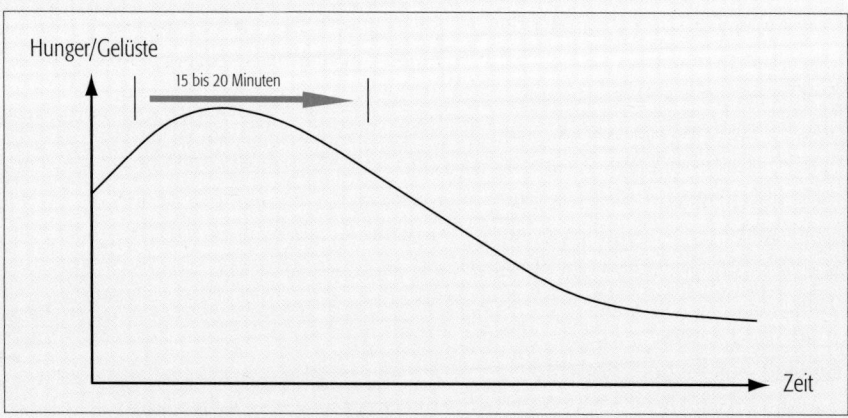

Abb. 3: Der Verlauf von Gelüsten

So tricksen Sie Ihren Körper aus

Lenken Sie sich ab und überlisten Sie Ihren Körper mit kalorienfreien Getränken.

Es gibt einige Tricks, mit denen Sie diese unangenehme Zeit überbrücken können: Sobald Sie merken, dass Sie Gelüste entwickeln, trinken Sie zunächst etwas. Am besten ein kohlensäurefreies Getränk mit viel Geschmack wie beispielsweise Tee. Dadurch füllen Sie Ihren Magen, und das Hungergefühl wird gedämpft. Auch eine Karotte, eine rote Paprika oder Ähnliches können die Sehnsucht nach etwas Essbarem zunächst vertreiben. Allerdings sollten Sie sich aber sicher sein, dass das, was Sie zu sich nehmen, weder viele Kohlenhydrate, viel Fett noch viel Eiweiß enthält.

Die beste Alternative, den Gelüsten zu entfliehen, ist jedoch noch immer, sich einfach abzulenken. Führen Sie ein Telefonat mit Freunden, gehen Sie mit Ihrem Hund spazieren, spülen oder bügeln Sie. Die Hauptsache ist: Lenken Sie sich ab, indem Sie aktiv werden!

Dabei eignet sich das Fernsehen denkbar schlecht zur Ablenkung, denn Sie sind hierbei nicht wirklich aktiv, und in der Werbung werden zudem permanent Dinge angepriesen, die Sie in diesem Moment vielleicht gerne essen würden.

Haben Sie einen kurzen Moment durchgehalten, werden Sie schnell merken, dass das Hungergefühl schon nach kurzer Zeit verschwunden ist und die Lebensmittel, nach denen Sie sich so gesehnt haben, nun auf einmal bei weitem nicht mehr so interessant sind. Sie sollten während dieser

Perioden immer daran denken: Haben Sie es geschafft zu widerstehen, haben Sie wieder etwas Körperfett vernichtet. Und das ist schließlich Ihr Ziel!

An dieser Stelle werden Sie sich vielleicht fragen, ob Gelüste mit Hunger gleichzusetzen sind. Diese Frage kann ich Ihnen ganz eindeutig mit NEIN beantworten. Richtiger Hunger entsteht nur dann, wenn an einem Nähr- oder Vitalstoff Mangel besteht. Und Sie sind mit allen Nähr- und Vitalstoffen bestens versorgt, wenn Sie sich an den vorgeschlagenen Ernährungsplan halten.

Gelüste sind falsche Hungergefühle.

Verdeutlichen lässt sich das gut am Beispiel des Nachtischs. Oftmals hat man direkt nach dem Essen Appetit auf etwas Süßes. Das ist jedoch kein Hunger, denn kurz zuvor hat man ja gerade etwas gegessen!

Ernährungsplan für die erste Woche

FRÜHSTÜCK ... FRÜHSTÜCK ... FRÜHSTÜCK

Der richtige Start in den Tag beginnt mit einem guten Frühstück. Manche mögen etwas Süßes, andere bevorzugen die herzhafte Variante. Der folgende Ernährungsplan wird beiden Vorlieben gerecht.

Frühstück um _____ Uhr

Bitte wählen Sie nach Geschmack und morgendlicher Laune aus den Möglichkeiten aus:

Für den süßen Gaumen

Cornflakes mit Melone

Für zwei Personen
Zubereitungszeit: ca. 10 Minuten

Eine Honigmelone entkernt und geschält in mundgerechte Stücke schneiden und mit den Cornflakes sowie der Milch (oder dem Kefir) vermengen.

> 1 Honigmelone
> 10–12 gehäufte EL Cornflakes
> 300 ml fettarme Milch (1,5 % Fett) oder Kefir (1,5 % Fett)

Erdbeer-Bananen-Joghurt

Für zwei Personen
Zubereitungszeit: ca. 10 Minuten

Die Erdbeeren vierteln und mit der in Scheiben geschnittenen Banane mit dem Honig, dem Joghurt und den Cornflakes vermengen.

> 200 g Erdbeeren
> 1 Banane
> 2 EL Honig
> 300 ml Joghurt (0,1–1,5 % Fett)
> 6 EL Cornflakes

Marmeladenbrot/brötchen

Für zwei Personen
Zubereitungszeit: ca. 2 Minuten

Die Brotscheiben (oder die entsprechenden Brötchen) mit dem Frischkäse und der Marmelade bestreichen.

> 2–4 Scheiben Voll- bzw. Mehrkornbrot oder zwei Vollkornbrötchen (je nach Größe)
> 2 TL fettarmer Frischkäse (max. 16 % Fett)
> 2 TL Marmelade (zuckerfrei oder mit Fruchtzucker als Ersatzstoff)

Müsli

Für zwei Personen
Zubereitungszeit: ca. 5–10 Minuten

Das Vollkornmüsli mit dem Joghurt (oder der Milch) und dem Obst verrühren und mit etwas Honig (oder mit Süßstoff) abschmecken.

> 100–150 g Vollkornmüsli (ohne Zucker und Nüsse)
> 300 ml Joghurt (0,1 % Fett) oder fettarme Milch (1,5 % Fett)
> 4–6 EL Obst nach Wahl (z. B. Himbeeren, Pfirsich, Apfel; aber keine Banane)
> 2 EL Honig oder Süßstoff

Für herzhafte Genießer

Käsebrot mit Gewürzgurke

Für zwei Personen
Zubereitungszeit: ca. 5 Minuten

Den fettarmen Quark mit dem Senf verrühren und die Vollkornbrote damit bestreichen. Anschließend die Brote mit dem Käse belegen und die klein gehackten Gewürzgurken darauf verteilen.

> 2 EL fettarmer Quark (0,2 % Fett)
> 2 TL mittelscharfer Senf
> 2 große oder 4 kleine Scheiben Vollkornbrot
> 2 Scheiben fettarmer Käse (max. 30 % Fett i. Tr.)
> 2 kleine Gewürzgurken

Vollkornbrot/brötchen mit Geflügelwurst

Für zwei Personen
Zubereitungszeit: ca. 5 Minuten

Das Vollkornbrot (oder die Brötchen) mit Meerrettich bestreichen und anschließend mit Geflügelwurst belegen.

2 große oder 4 kleine Scheiben Vollkornbrot
oder zwei entsprechende Vollkornbrötchen
4 EL Meerrettich (Glas)
4 Scheiben Geflügelwurst

Anstatt Meerrettich sollten Sie auch einmal Hüttenkäse oder fettarmen Frischkäse (5–10 % Fett) versuchen. Verwendet man als Wurstsorte Geflügelsülze, ist ein in Scheiben geschnittener Apfel darauf eine schmackhafte Variante!

Mehrkornbrötchen mit Quark und Radieschen

Für zwei Personen
Zubereitungszeit: ca. 5 Minuten

Die beiden Brötchenhälften mit Quark bestreichen, die in dünne Scheiben geschnittenen Radieschen darauf verteilen und nach Belieben würzen (zum Beispiel mit Pfeffer oder Schnittlauch).

2 Mehrkornbrötchen
4 EL Quark (0,2 % Fett)
8 Radieschen
Pfeffer
oder Schnittlauch

Sie können die Radieschen ebenso gut durch Gurkenscheiben, Paprikastückchen oder Tomaten ersetzen!

ZWISCHENMAHLZEIT ... ZWISCHENMAHLZEIT

Die Zwischenmahlzeit am Vormittag ist wichtig, damit beim Mittagessen der Hunger nicht zu groß ist.

Also: Nehmen Sie zwischen Frühstück und Mittagessen eine kleine Zwischenmahlzeit zu sich!

Zwischenmahlzeit am Vormittag um _____ Uhr

Bitte wählen Sie aus folgenden Variationen:

- ca. 150 g Magerjoghurt mit 2–3 TL Marmelade (zuckerfrei oder mit Fruchtzucker)
- 1 Apfel, 1 Apfelsine oder 1 Grapefruit
- 0,5 l Molke zubereitet mit fettarmer Milch (1,5 % Fett)
- ca. 150 g Magerquark mit Mineralwasser oder Milch cremig rühren, dazu Obst nach Wahl (außer Bananen und Weintrauben) und mit Süßstoff oder etwas Honig abschmecken

MITTAGESSEN ... MITTAGESSEN ... MITTAGESSEN

Das Hauptgericht nehmen Sie mittags zu sich.

Diese Mahlzeit ist die wichtigste überhaupt und darf nicht ausgelassen werden!

Hauptmahlzeit Mittagessen um _____ Uhr

Planen Sie dabei drei bis vier Tage im Voraus:
Das erspart Ihnen Zeit und Aufwand!

TIPP

Wählen Sie bitte zum Mittagessen aus folgenden Gerichten aus:

Rinderhüftsteak mit Kartoffelgratin

Für zwei Personen
Zubereitungszeit: ca. 45 Minuten

Den Backofen auf 200 °C vorheizen. Die Kartoffeln schälen und in dünne Scheiben schneiden. Die Kartoffelscheiben zusammen mit der Milch aufkochen, dann mit der salzfreien oder salzreduzierten Gemüsebrühe (Pulver) und dem Muskat würzen und etwa zehn Minuten kochen lassen. Die Kartoffelmasse nun in eine flache, feuerfeste Form geben und mit etwas Parmesan bestreuen. Im Backofen auf mittlerer Schiene etwa 30 Minuten hellbraun überbacken.
Nun die Rinderhüftsteaks pfeffern und in einer Pfanne mit etwas Öl von beiden Seiten je nach Dicke 2–4 Minuten braten. Zum Braten verwenden Sie bitte eine Teflonpfanne.

250 – 300 g Kartoffeln
250 ml Milch
salzfreie Gemüsebrühe (Pulver),
Muskat
2 EL Parmesan
2 Rinderhüftsteaks à 150 g
Pfeffer
1 EL Öl

TIPP

- Mit einem Gurkenhobel können Sie die Kartoffeln am besten in gleichmäßige hauchdünne Scheiben schneiden.
- Sie können dem Gratin auch Brokkoli oder Spinat hinzufügen.
- Die Rinderhüftsteaks können auch durch Hähnchen- oder Putenbrustfilets ersetzt werden.
- Das Fleisch schmeckt hervorragend, wenn Sie es etwa 30 Minuten vor dem Zubereiten in Tamari (salzreduzierte Sojasauce) marinieren.
- Geben Sie nur einen kleinen Schuss Öl in die heiße Pfanne. Wischen Sie dann mit einem Küchentuch den Pfannenboden aus, sodass er nur benetzt ist.
- Die salzfreie oder salzreduzierte Gemüsebrühe bekommen Sie in Reformhäusern, Naturkostläden und häufig auch in gut sortierten Supermärkten.

Tipp fürs Braten

Verwenden Sie am besten MCT-Öl (engl.: **m**edium-**c**hain-**t**riglycerides = **m**ittel**k**ettige **T**riglyceride). Dieses Öl besteht, wie der Name schon sagt, aus mittelkettigen Triglyceriden. Es handelt sich dabei um ganz spezielle Fette, die sich von den normalen, langkettigen Nahrungsfetten in ihren physikalischen und chemischen Eigenschaften unterscheiden. Die Moleküle der mittelkettigen Fettsäuren sind kleiner als die der langkettigen und wasserlöslicher. Im Gegensatz zu normalen Ölen werden sie daher nicht als Körperfett gespeichert, sondern können vom Organismus direkt in Energie umgewandelt werden. Außerdem hat MCT den Vorteil, dass es den Körper anregt, mehr Energie in die Wärmebildung zu investieren. Das hat zur Folge, dass Sie allein durch die Verwendung dieses Öls bis zu 80, teilweise sogar 100 Kilokalorien mehr am Tag verbrennen. Verwenden Sie das MCT-Öl wie Ihr normales Speiseöl auch zum Kochen, leichten Anbraten, Backen und für Kaltspeisen wie Salate. Beim Braten achten Sie aber bitte darauf, dass die Temperatur nicht zu hoch ist, denn der abnehmfördernde Effekt geht bei über 130 °C verloren. Das MCT-Öl erhalten Sie in jedem Reformhaus.

Tatarpfanne mit Reis

Für zwei Personen
Zubereitungszeit: ca. 25 Minuten

Das Rinderhack mit dem Tatar vermengen und mit Pfeffer würzen. Die Zwiebeln in Ringe schneiden und mit dem Fleisch in der Pfanne anbraten. Das Gemüse hinzufügen und abgedeckt (je nach Packungsangabe) garen lassen. Mit der salzfreien Gemüsebrühe (Pulver) abschmecken. Anschließend mit dem Frischkäse verfeinern. Als Beilage den Vollkornreis nach Packungsanleitung kochen.

150 g Rinderhack
150 g Tatar
Pfeffer
2–4 Zwiebeln
400 g Gemüse nach Wahl (z. B. buntes Gemüse tiefgefroren)
60–80 g Vollkornreis
salzfreie Gemüsebrühe (Pulver)
2 EL fettarmer Frischkäse

Seelachsfilet auf Fenchel mit Tomatensauce

Für zwei Personen
Zubereitungszeit: ca. 35 Minuten

Den Vollkornreis (oder Basmatireis) 20 Minuten in 300–400 ml salzfreier Gemüsebrühe kochen. Die Seelachsfilets waschen, trockentupfen, mit dem Zitronensaft säuern und mit etwas Knoblauch und Pfeffer würzen. Den Fenchel in Streifen schneiden und das Fenchelgrün klein hacken. Die Fenchelstreifen etwa zehn Minuten in 100 ml salzfreier Gemüsebrühe dünsten. Danach den Seelachs auf das Gemüse legen und weitere zehn Minuten dünsten. Anschließend herausnehmen und warm stellen. Die Tomatensauce »Napolitana« nach Packungsanleitung mit 125 ml Wasser und dem Weißwein zubereiten. Das Fenchelgrün dazugeben und mit einer Priese Zucker abschmecken.
Anstelle von Reis können Sie auch grüne Bandnudeln als Beilage wählen.

> 80–100 g Vollkornreis
> oder Basmatireis
> salzfreie Gemüsebrühe
> 2 Seelachsfilets à 400 g
> 1 Zitrone
> eine Zehe Knoblauch
> Pfeffer
> 500 g Fenchel
> 1 Tütensauce »Napolitana« (fertige italienische Tomatensauce)
> 125 ml Weißwein
> Zucker

Blechkartoffeln mit Kräuterquark

Für zwei Personen
Zubereitungszeit: ca. 40 Minuten

Den Ofen auf 220 °C vorheizen. Die Kartoffeln längs durchschneiden. Ein Backblech mit dem Olivenöl bepinseln und den italienischen Kräutern bestreuen. Die Kartoffeln mit der Schnittfläche nach unten aufs Blech legen und auf der mittleren Schiene etwa 40 Minuten backen. Die Salatgurke schälen und raspeln. Den Schnittlauch in Röllchen schneiden und die Knoblauchzehe pressen. Das Ganze mit dem Quark vermischen und mit Pfeffer und salzfreier Gemüsebrühe (Pulver) abschmecken.

> 600 g Kartoffeln
> 1 EL Olivenöl
> italienische Kräuter (getrocknet oder tiefgekühlt)
> 150 g Salatgurke
> 1 Bund Schnittlauch
> 1 Knoblauchzehe
> 500 g Quark
> Pfeffer, salzfreie Gemüsebrühe (Pulver)

Hähnchenbrust zu Spinatreis

Für zwei Personen
Zubereitungszeit: ca. 20 Minuten

Den Blattspinat, die Zwiebelwürfel und 100 ml salzreduzierte Gemüsebrühe zugedeckt in einem Topf ca. 10 Minuten köcheln lassen. Den Vollkornreis (oder Basmatireis) zugeben und mit 150 ml salzreduzierter Gemüsebrühe aufgießen. Reis zugedeckt bei mittlerer Hitze nach Anleitung garen lassen. Mit Muskat und dem Orangensaft abschmecken. Eine beschichtete Pfanne mit dem Öl einpinseln, die Hähnchenbrustfilets pfeffern und von jeder Seite etwa vier bis fünf Minuten braten. Kurz vor Ende der Garzeit eventuell mit einer halben Peperoni (in Ringen) abschmecken. Anrichten und fertig!

> *200 g Blattspinat (tiefgekühlt)*
> *2 Zwiebeln*
> *400 ml salzreduzierte Gemüsebrühe (Pulver)*
> *80 g Vollkorn- oder Basmatireis*
> *Muskat*
> *4 EL Orangensaft*
> *1 TL Öl*
> *2 Hähnchenbrustfilets à 100–150 g*
> *Pfeffer*
> *½ Peperoni*

Fürs Büro zum Mitnehmen:

Putensandwich

Für zwei Personen
Zubereitungszeit: ca. 10 Minuten

Die Vollkornbrötchen mit dem Frischkäse dünn bestreichen und mit den Salatblättern, den Gurkenscheiben, den Puten- oder Hähnchenbrustfiletscheiben, den Tomatenscheiben und dem fettarmen Käse belegen.

> *2 Vollkornbrötchen*
> *2 TL Frischkäse*
> *3–5 Salatblätter je nach Größe*
> *¼ Gurke*
> *200–300 g gebratenes Puten- oder Hähnchenbrustfilet*
> *1 Tomate*
> *2 Scheiben fettarmer Käse*

Folienkartoffel mit Kräuterquark

Für zwei Personen
Zubereitungszeit: ca. 10 Minuten

Die Kartoffeln in Alufolie wickeln und im Ofen bei 180 °C garen. Dazu in den Magerquark die Salatgurke einreiben. Mit Zwiebelwürfeln, Schnittlauch, Dill und auch wahlweise anderen Kräutern sowie salzfreier Gemüsebrühe (Pulver) und Pfeffer abschmecken. Zum Schluss mit etwas Milch cremig rühren, bis die gewünschte Konsistenz erreicht ist.

> *2 mittelgroße Kartoffeln*
> *200–300 g Magerquark*
> *1 Salatgurke*
> *1 Zwiebel*
> *Schnittlauch, Dill (wahlweise auch andere Kräuter)*
> *salzfreie Gemüsebrühe (Pulver)*
> *Pfeffer*
> *etwas Milch (1,5 % Fett)*

TIPP

Sollten Sie aus beispielsweise beruflichen Gründen lieber abends kochen wollen, stellt das kein Problem dar. Gehen Sie einfach die Rezepte für das Mittagessen durch, und suchen Sie sich Gerichte heraus, bei denen Sie die aufgeführten Kohlenhydratbeilagen wie Reis, Kartoffeln oder Nudeln durch Gemüse ersetzen können.

ZWISCHENMAHLZEIT ... ZWISCHENMAHLZEIT

Liegen zwischen Mittagessen und Abendessen mehr als vier Stunden, ist unbedingt eine Zwischenmahlzeit notwendig, damit Sie abends nicht von allzu großen Hungergefühlen gequält werden!

Zwischenmahlzeit um _____ Uhr

Wählen Sie aus folgenden Variationen:

- 1 Becher Magerjoghurt 0,1–1,5 % Fett mit Früchten nach Wahl
- ca. 150 g Magerquark 0,2 % Fett mit Mineralwasser oder Milch cremig rühren, dazu Obst nach Wahl (außer Bananen und Weintrauben) und mit Süßstoff oder etwas Honig abschmecken
- 2 Reiskräcker mit Fruchtzuckermarmelade
- Obst nach Wahl

ABENDESSEN ... ABENDESSEN ... ABENDESSEN

Das Abendessen hat, wie Sie bereits wissen, großen Einfluss auf Ihren Erfolg. Wie schon angesprochen, sollten Sie sich abends so kohlenhydrat- und fettarm ernähren wie möglich, damit über Nacht aus den nicht verbrauchten Kalorien kein Körperfett entstehen kann.

Abendessen um _____ Uhr

Wählen Sie aus folgenden Variationen:

Gemüsesuppe

Für zwei Personen (so viel Sie möchten)
Zubereitungszeit: ca. 15 Minuten

Das Suppengemüse in der salzfreien Gemüsebrühe kochen. Mit den Gewürzen, Tamari und eventuell etwas Ketchup abschmecken.
Tamari ist auch zum Einlegen oder Marinieren von Rindfleisch oder Geflügel vor dem Braten zu empfehlen.

> *600 g Suppengemüse (tiefgefroren)*
> *salzfreie Gemüsebrühe*
> *Gewürze nach Geschmack und Belieben*
> *Tamari (salzreduzierte Sojasoße)*
> *Ketchup*

TIPP

Hähnchenschenkel mit Kirschtomaten

Für zwei Personen
Zubereitungszeit: ca. 45 Minuten

Die Hähnchenschenkel waschen, trockentupfen und mit Paprika salzfrei würzen. Auf ein mit Pflanzenöl leicht gefettetes Backblech legen und im vorgeheizten Backofen auf der mittleren Schiene bei 220 °C etwa 40 Minuten braten. Den Balsamessig mit dem Paprikagewürz und dem braunen Zucker verrühren und die Keulen damit während der Bratzeit öfter bepinseln. Die Kirschtomaten waschen, kreuzweise einritzen und nach 15 bis 20 Minuten auf dem Backblech verteilen. Mit etwas Thymian und Pfeffer würzen und fertig braten.

> *2 Hähnchenschenkel*
> *1 TL Pflanzenöl*
> *2 EL Balsamessig*
> *1 TL Paprika Edelsüß*
> *1 TL brauner Zucker*
> *250 – 400 g Kirschtomaten*
> *Thymian*
> *Pfeffer*

Großer Salatteller

Für zwei Personen
Zubereitungszeit: ca. 15 Minuten

Salat nach Wahl, so viel man möchte, mit Salatsoße übergießen. Dazu Vollkorntoast oder Knäckebrot. Dressing: Den Magerjoghurt mit dem Öl, dem Orangensaft und einer Messerspitze Senf vermengen. Anschließend mit etwas Pfeffer abschmecken.

> 1 Blattsalat nach Wahl
> 2 Scheiben Vollkorntoast
> oder 4 Scheiben Knäckebrot
> 4 EL Magerjoghurt
> 2 TL Öl
> 5 EL Orangensaft
> 1 große Messerspitze Senf
> Pfeffer

TIPP

Es gibt auch sehr schmackhafte »light«-Fertigdressings. Wenn Sie diese Dressings etwas mit Buttermilch und Kräutern verfeinern, sind sie eine gute und zeitsparende Alternative.

Überbackene Hähnchenbrust

Für zwei Personen
Zubereitungszeit: ca. 20 Minuten

Die Hähnchenbrüste (oder Putenbrüste) 30 Minuten in Tamari einlegen, dann 4–6 Minuten braten und mit dem Scheibletten-Käse überbacken, bis dieser goldbraun wird. Dazu einen kleinen Salat. Hier können Sie sich bei der Zubereitung am »Großen Salatteller« orientieren, reduzieren Sie die Menge jedoch um die Hälfte.

> 2 Hähnchen- oder
> Putenbrustfilets à 100 g
> 2 Scheiben Scheibletten-Käse
> (Zutaten Salat siehe oben)

Früchtequark

Für zwei Personen
Zubereitungszeit: ca. 10 Minuten

Den Magerquark mit dem Mineralwasser (oder der Milch cremig) rühren, das Obst hinzufügen und mit Süßstoff (oder etwas Honig) abschmecken.

> 300 g Magerquark 0,2 % Fett
> ein Schuß Mineralwasser
> oder Milch
> ca. 200 g Obst nach Wahl (außer
> Bananen und Weintrauben)
> Süßstoff, Fruchtzucker
> oder Honig

Die Rezepte, die ich Ihnen in diesem Buch anbiete, sind als Anregung und Erleichterung gedacht, bis Sie sich an Ihre neue Ernährungsweise gewöhnt haben. Sie sollten jedoch so früh wie möglich damit beginnen, eigenständig Ihnen bekannte Rezepte umzubauen und Gerichte so zuzubereiten, dass sie sich in Ihren Ernährungsplan einfügen lassen. Dabei sollten Sie sich aber immer wieder an den Rezeptvorschlägen orientieren und die Tipps beachten. Auf diese Weise wird es Ihnen leicht gelingen, Ihre eigene ganz individuelle Ernährungsweise zu entwickeln.

WICHTIG

Die neuen Rezepte am Ende der folgenden Themen sind jeweils als Erweiterung gedacht! Probieren Sie möglichst alle Rezepte einmal aus, denn Abwechslung beugt Heißhunger vor.

Getränkeempfehlungen

Die Flüssigkeitsaufnahme sollte zwischen 2,5 und 3,5 Litern täglich liegen! Denn wer viel trinkt, nimmt auch viel ab!

WICHTIG

- Säfte mit 100 % Fruchtgehalt (einmal täglich am besten zum Frühstück 1 Glas Multivitamin- oder Orangensaft)
- Wasser (Sollte 100 mg Natrium auf einen Liter nicht überschreiten. Entsprechende Angaben sind auf dem Etikett der Flasche vermerkt.)
- Light-Getränke bis maximal 2 Kilokalorien auf 100 ml und nicht mehr als 0,75 Liter am Tag!
- Nicht mehr als 2 Tassen Kaffee pro Tag – eventuell mit Süßstoff und etwas Milch (1,5 % Fett)
- Tee (eventuell mit Süßstoff und Zitronensaft). **Tipp:** Versuchen Sie auch mal exotische Sorten!

In den nächsten beiden Wochen sollten Sie sich weitestgehend an den Ernährungsplan halten. Natürlich können Sie auch in dieser Zeit schon Erweiterungsrezepte aus den Folgeterminen testen. Doch so vermeiden Sie in diesen beiden Wochen Fehler, die entstehen, wenn Sie sich bereits am Anfang zu weit von dem Plan entfernen.

Ab der dritten Woche werden Sie merken, wie Sie immer weniger nach Plan kochen. Das ist durchaus normal und auch wünschenswert, denn auf diese Weise werden Sie Ihren ei-

> Trinken Sie so wenig Alkohol wie möglich, verzichten Sie am besten ganz darauf. Alkohol hat sehr viel Kalorien und wird daher Ihren Erfolg beim Abnehmen schmälern.

genen Stil, Ihre eigene Ernährungsweise entwickeln. Dafür ist es aber zum jetzigen Zeitpunkt noch zu früh. Versuchen Sie, soweit es geht, sich an die von Ihnen festgelegten Zeiten für die fünf bis sechs Mahlzeiten zu halten, und Sie werden beim nächsten Termin in einer Woche schon merklich abgenommen haben!

TIPP   Bewegung unterstützt Sie bei Ihrem Vorhaben abzunehmen in hohem Maß. Gehen Sie ruhig mal wieder ins Schwimmbad oder spazieren. Wichtig ist, dass Sie es zu Anfang nicht übertreiben und die Intensität Ihrer sportlichen Aktivität nicht zu hoch ist. Wenn Sie nach dem Sport Hunger haben, strengen Sie sich beim nächsten Mal bitte etwas weniger an, oder versuchen Sie etwas anderes. Nach dem Sport dürfen Sie bei der Gewichtsreduktion keinen Hunger verspüren!

Beim nächsten Termin, heute in einer Woche, widmen Sie sich bitte dem zweiten Thema. Bis dahin wünsche ich Ihnen viel Erfolg und viel Spaß beim Ausprobieren der Rezepte.

ZWEITES THEMA

Die richtige Nahrungsmittelauswahl

Bevor Sie mit diesem Abschnitt beginnen, gehen Sie in Gedanken noch einmal die Inhalte des ersten Themas durch. Stellen Sie sich selber die Frage: Wie gut habe ich mich an den Ernährungsplan und an die fünf bis sechs Mahlzeiten gehalten?
In den ersten Tagen dürfte Ihnen die Umstellung nicht leicht gefallen sein, da die Veränderung der Ernährungsgewohnheiten in dieser Zeit am größten ist. Sollten Sie jetzt noch Schwierigkeiten bei der Umsetzung der regelmäßigen Mahlzeiten haben, empfehle ich Ihnen, sich das erste Thema noch einmal durchzulesen. Das nimmt nicht viel Zeit in Anspruch, der Nutzen ist aber enorm. Viele Details nehmen Sie erst wahr, wenn Sie sich erneut mit dem Inhalt beschäftigen. Wenn Sie sich einen Film, der Ihnen gut gefallen hat, ein zweites Mal ansehen, werden Ihnen andere Sachen auffallen und wichtig erscheinen als beim ersten Betrachten. Genau so ist es auch beim Lesen dieses Buches. Also nehmen Sie sich die Zeit und wiederholen Sie das erste Thema.

Rufen Sie sich die wichtigsten Punkte des ersten Themas noch einmal in Erinnerung.

Nun möchte ich mich dem heutigen Thema zuwenden: Der langfristige Erfolg einer Ernährungsumstellung hängt natürlich ganz entscheidend von der richtigen Nahrungsmittelauswahl ab. Sie haben sich nun schon eine Woche an den »Natürlich schlank für immer!«-Ernährungsplan gehalten und werden ganz automatisch eine Vielzahl der von mir empfohlenen Lebensmittel weiterhin verwenden. Möglicherweise aus Gewohnheit, aus Geschmacksgründen oder der gesundheitlichen Vorteile wegen. Ziel ist es aber nicht nur, ein paar Lebensmittel weiter zu verwenden und einen Teil dieser grundlegenden Ernährungsgewohnheiten für immer beizubehalten, sondern so viele wie möglich! Um das zu realisieren, möchte ich Ihnen an dieser Stelle einiges an Wissen in Bezug auf Nahrungsmittel liefern. Alle entsprechenden Untersuchungen haben nämlich bestätigt, dass »ernährungswissenschaftlich gebildetere« Personen sich we-

Wissen ist Macht!

sentlich besser und gesünder ernähren (und im Durchschnitt weniger Gewichtsprobleme haben) als »ernährungswissenschaftlich ungebildetere« Menschen. Keine Angst, Sie sollen hier nicht zum Ernährungswissenschaftler ausgebildet werden, aber auch ein altes Sprichwort besagt schon: Wissen ist Macht! Und wie in den meisten Sprichwörtern, steckt auch hierin eine gehörige Portion Wahrheit. Bedenken Sie, je mehr Sie wissen, desto mehr können Sie aus eigenem Antrieb für Ihre Figur tun, und Sie haben mehr Sicherheit darin, sich gesund zu ernähren.

Im Folgenden werde ich Ihnen daher die drei Hauptbestandteile unserer Nahrung etwas näher bringen: Kohlenhydrate, Fette und Eiweiße (Proteine).

Die richtigen Kohlenhydrate müssen es sein

Kohlenhydrate liefern Energie.

Die Hauptaufgabe der Kohlenhydrate besteht darin, dem Körper Energie zu liefern. Alleine daran können Sie schon sehen, worauf Sie bei den Kohlenhydraten achten sollten. Geben Sie Ihrem Körper zu viel Energie, die er nicht mehr verbrennen kann, wird der Überfluss in Fett umgewandelt und für Zeiten eingelagert, in denen Energie Mangelware ist.

Kohlenhydrate nehmen Sie vor allem in Form von Zucker, Brot/Brötchen, Nudeln, Reis oder Kartoffeln zu sich. Beim Verzehr dieser Lebensmittel sollten Sie auf Ihren Energiehaushalt achten: Wenn Sie Ihre Fettspeicher immer wieder mit zu großen Kohlenhydratmengen auffüllen, wird Ihnen das Abnehmen schwer fallen. Bedenken Sie bitte immer, dass nicht verbrannte Energie in Fett umgewandelt wird. Aber auch eine zu geringe Menge an Nahrungsmittelenergie kann Probleme verursachen. Warum, wird Ihnen im Folgenden schnell klar.

Sobald Sie morgens die Augen aufschlagen, beginnt in Ihrem Körper eine gesteigerte Kohlenhydratverbrennung, denn Ihr Kreislauf fängt an, sich an den Wachzustand zu gewöhnen. Ihre Muskeln werden bewegt, Ihre Körpertemperatur beginnt etwas anzusteigen, Ihr Gehirn und auch die anderen Organe benötigen mehr Energie – Ihr Energieverbrauch steigt rapide an. Ein Teil dieser verbrauchten Energie wird über die Kohlenhydrate gespeist. Im Wachzustand verbrauchen Sie stets eine nicht zu unterschätzende Menge an Kohlenhydraten. Geben Sie Ihrem Organismus zu wenig oder zu unregelmäßig davon, werden in der Regel die Reserven herangezogen. Die Kohlenhydratreserven sind in erster Linie der Blutzucker und das Glykogen. Beim Thema *Ernährung und Sport* (siehe S. 119) werden Sie lesen, was passiert, wenn Ihr Organismus seinen Kohlenhydratspeicher leeren muss. Sie haben richtig vermutet: Sie werden Hunger bekommen.

Versuchen Sie in diesen Fällen einfach einmal zu überlegen, wie viele und wann Sie Kohlenhydrate zu sich genommen haben. Allzu häufig werden Sie feststellen, dass Sie Ihre Kohlenhydratversorgung vernachlässigt haben.

> Wenn abends Heißhungerattacken, Gelüste oder vermehrter Hunger aufkommen, kann das durchaus mit einer zu geringen Kohlenhydratversorgung tagsüber zu tun haben! Nehmen Sie also ausreichend Kohlenhydrate zu sich!

Leider kann ich Ihnen keine genauen Mengenangaben machen, wie viele Kohlenhydrate Sie am Tag benötigen. Die Stoffwechseltypen in diesem Bereich sind sehr unterschiedlich. Manche Personen verbrauchen aufgrund Ihrer Veranlagung sehr viel Energie aus Kohlenhydraten, andere wieder sehr wenig. Sie sollten daher versuchen selber festzustellen, welche Menge an Kohlenhydraten für Sie geeignet ist.

Haben Sie am Abend häufig mit Hunger oder ständig wiederkehrenden Heißhungerattacken zu kämpfen, dann sollten Sie versuchen, tagsüber in regelmäßigen Abständen und in ausreichender Menge Kohlenhydrate zu sich zu nehmen. Verbessert sich die Situation nicht, erhöhen Sie in kleinen Schritten die Menge an Kohlenhydraten.

Die richtige Menge an Kohlenhydraten lässt sich nur individuell bestimmen.

Haben Sie bis auf wenige Ausnahmen keine Probleme mit Hunger oder Gelüsten, versuchen Sie doch mal die Kohlenhydratmengen etwas zu verringern. Möglicherweise brauchen Sie weniger Kohlenhydratenergie, als Sie Ihrem Körper zuführen. Denken Sie daran: Überschüsse werden immer in Fett umgewandelt!

Süßen ohne Haushaltszucker

Nun sollten Sie noch einiges über die verschiedenen Arten der Kohlenhydrate wissen. Bei den Kohlenhydraten in der Nahrung wird zwischen Einfach- und Mehrfachzuckern unterschieden. Traubenzucker (Dextrose) und Fruchtzucker (Fructose) gehören beispielsweise zu den Einfachzuckern. Der normale Haushaltszucker (Saccharose) ist ein Zweifachzucker, weil er aus zwei Zuckereinheiten zusammengesetzt ist.

Die meisten in der Nahrung vorkommenden Kohlenhydrate sind aus vielen Zuckereinheiten zusammengesetzt und werden daher langkettige oder komplexe Kohlenhydrate genannt. Stärke (Reis, Mais, Kartoffel, Getreide) und Cellulose gehören zu dieser Gruppe.

Aus Ballaststoffen kann der menschliche Verdauungsapparat keine Energie gewinnen.

Cellulose ist jedoch so aufgebaut, dass es vom menschlichen Verdauungsapparat nicht zur Energiegewinnung verwertet werden kann. Deshalb wird Cellulose zu den Ballaststoffen gezählt. Aus diesem Grund gehören Ballaststoffe zu den idealen Nahrungsmitteln beim Abnehmen. Darüber hinaus sind sie sehr gesund. Dazu später mehr. Das Beispiel Cellulose zeigt aber schon, dass es Unterschiede macht, welche Kohlenhydrate man zu sich nimmt.

Wie schon erwähnt, besteht die Hauptaufgabe der Kohlenhydrate darin, Energie zu liefern. Bezogen auf diese Aufgabe, gibt es wichtige Gründe, einen großen Teil in Form der eben schon genannten langkettigen Kohlenhydraten zu sich zu nehmen. Diese sind vor allem in Vollkornprodukten, Kartoffeln, Obst und Gemüse vorhanden. Zum einen liefern die genannten Lebensmittel als Begleitstoffe lebenswichtige Vitamine, Mineralstoffe und Spurenelemente, zum anderen werden komplexe Kohlenhydrate nur langsam verdaut und sozusagen »tröpfchenweise« an das Blut abgegeben. Das hat mehrere Vorteile:

- Wenn die Energie nur langsam ins Blut abgegeben wird, schüttet die Bauchspeicheldrüse auch nur wenig Insulin aus, denn es sind nur moderate Mengen von Kohlenhydraten in die Zellen zu transportieren. Es besteht daher kein Risiko, dass der Fettabbau durch zu hohe Insulinwerte verlangsamt wird.
- Energie, die langsam und in kleinen Mengen ins Blut geht, kann danach in den Zellen ohne Probleme verbrannt werden. Gelangen überfallartig Unmengen von Energie ins Blut, kann nur ein Teil davon verbrannt werden. Der Rest wird in Form von Fett gespeichert. Dort füllt er als Triglycerid nicht nur Ihre Fettzellen, sondern verschlechtert auch den Blutfluss innerhalb der Blutbahnen und erhöht das Risiko einer Verengung der Herzarterien.

Wenn Sie also der Fettfalle entkommen möchten, sollten Sie auf gewisse Kohlenhydrate besonders achten!

Haushaltszucker, ebenso wie der Zucker in Süßigkeiten, süßen Speisen und Getränken sowie fast alle Weißmehlprodukte werden schnell verdaut und gelangen überfallartig ins Blut. Durch diesen Zucker- beziehungsweise Kohlenhydratstrom setzt der Körper große Mengen des Hormons Insulin frei. Insulin sorgt, wie Sie bereits wissen, für den schnellen Abtransport des im Blut enthaltenen Zuckers in die Körperzellen. Dadurch fällt wiederum der Blutzuckerspiegel und der Körper reagiert zu seinem Schutz mit Heißhunger auf etwas Süßes. Um den Blutzuckerspiegel wieder auf »Normalwerte« zu bringen, reagieren wir instinktiv »richtig«, wenn wir weiter naschen. Dadurch kommt es jedoch zu einer erneuten Insulinausschüttung – der Kreislauf beginnt von neuem.

Dieser Teufelskreis wird als Insulin-Hunger-Spirale bezeichnet. Sie kennen dieses Phänomen bereits vom ersten Termin.

Die Folge ist ständiger Hunger auf etwas Süßes. In vielen Fällen ist dieses Verlangen so groß, dass man ihm nachgibt und damit natürlich Unmengen an Kalorien in Form von Süßwaren zu sich nimmt.

> Kohlenhydrate in Form von Vollkornprodukten, Kartoffeln, Vollkornreis, Obst und Gemüse sind unter ernährungswissenschaftlichen Gesichtspunkten sehr empfehlenswert und bilden einen wichtigen Teil Ihres Ernährungsplans. Kohlenhydrate in Form von Zucker dagegen gefährden Ihr Ziel abzunehmen. Denn Zucker liefert schnelle Energie und wird darum auch schneller in Fett umgewandelt!

Versuchen Sie deshalb, Haushaltszucker oder zuckerhaltige Lebensmittel so oft wie möglich zu meiden. Um Speisen zu »versüßen«, verwenden Sie am besten Süßstoff oder Fruchtzucker. Beide Stoffe süßen viel intensiver

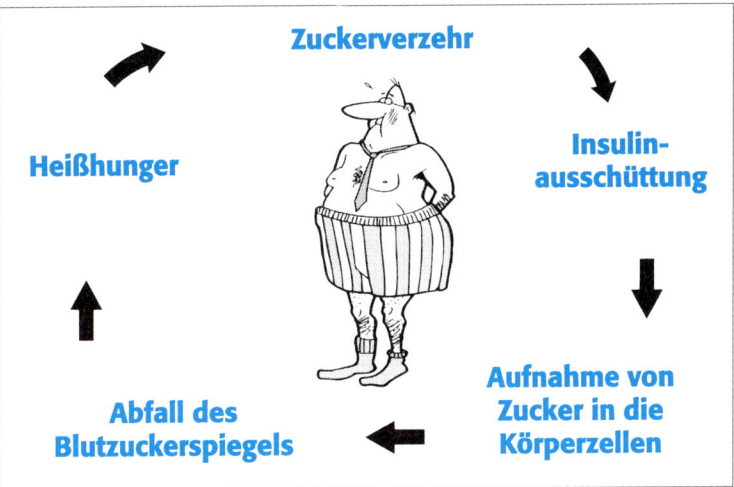

Abb. 4: Die Insulin-Hunger-Spirale

als der normale Haushaltszucker und gelangen unabhängig vom Insulin über die Leber in den Stoffwechsel. Hierbei muss jeder für sich herausfinden, welcher Zuckerersatzstoff am besten schmeckt. Sollte für Sie Süßstoff ungenießbar sein, versuchen Sie als Alternative Honig oder Ahornsirup.
Aber Vorsicht: Auch Honig besteht zu 81 Prozent aus Zucker! Achten Sie bei der Verwendung von Honig auf die Menge.

Greifen Sie lieber zu frischem Obst als zu Süßigkeiten, und Sie werden die Insulin-Hunger-Spirale durchbrechen. Sollte der Heißhunger einmal so schlimm sein, dass Sie denken, ohne ein bisschen Schokolade nicht weiterleben zu können, gönnen Sie sich auch mal ein Stück. Geringe Mengen an Schokolade schaden nicht. Auch nicht beim Abnehmen.
Aber denken Sie immer daran: Die Dosis macht das Gift! Viel Schokolade schadet beim Abnehmen viel, wenig Schokolade schadet wenig, gar keine Schokolade schadet gar nicht.

Ballaststoffe

Ballaststoffe sind zum Abnehmen geradezu ideal!

Wie schon erwähnt, gehören die Ballaststoffe eigentlich auch zu den Kohlenhydraten. Sie können jedoch vom Verdauungstrakt nicht vollständig abgebaut werden und müssen daher gesondert betrachtet werden.
Denn sie sättigen gut, schnell und nachhaltig. Darüber hinaus haben sie noch einen weiteren verblüffenden Effekt: Da der menschliche Organismus Ballaststoffe nicht für seine Energiegewinnung nutzen kann, liefern Sie somit keine verwertbaren Kalorien!

Ballaststoffe binden Wasser und sorgen für eine gesunde Verdauung, gleichzeitig werden Gift- und Schadstoffe mit gebunden und ausgeschieden. Außerdem bilden sie den Nährboden für eine gesunde Darmflora.

Das sind eine Menge guter Gründe dafür, sich ballaststoffreich zu ernähren. Häufig ist es leider so, dass viele Lebensmittel durch ihren hohen industriellen Verarbeitungsgrad fast frei von Ballaststoffen sind.

> Achten Sie immer darauf, dass die Lebensmittel, die Sie kaufen, so naturbelassen wie möglich sind, denn hier ist ein hoher Ballaststoffgehalt gewährleistet. Reichlich Ballaststoffe sind in allen Vollkornprodukten, Kartoffeln, Gemüse, Hülsenfrüchten (Bohnen, Linsen, Erbsen) und Obst enthalten.

Fett macht fett

Aus diesem Grund ist es ganz besonders wichtig, Nahrungsmittel zu vermeiden, die viel Fett enthalten. Dass Fett dick macht, weiß eigentlich jeder, warum das so ist, wissen jedoch die wenigsten.
Warum einem gerade Fett beim Abnehmen oder Schlankbleiben einen Strich durch die Rechnung machen kann, dafür existieren gleich mehrere Gründe, die ich nun im Einzelnen näher erläutern möchte.

Fett enthält erheblich mehr Energie als Kohlenhydrate oder Eiweiß. Ein Gramm Fett liefert 9,3 Kalorien und somit mehr als die doppelte Menge an Energie im Vergleich zu Kohlenhydraten und Eiweiß (je ca. 4,1 Kalorien). Man nimmt also mit einer kleinen Menge an Fett eine große Menge an Energie zu sich. Auf zu viele Kohlenhydrate oder Proteine kann der Körper reagieren: Er steigert einfach die Verbrennung und baut so zumindest einen Teil der überflüssigen Kalorien ab. Anders beim Fett. Überschüssige Fettkalorien können nicht einfach so verbrannt werden – sie werden im Fettgewebe deponiert.
Dazu kommt, dass bei der Verwertung von Proteinen und Kohlenhydraten 20 bis 30 Prozent der Energie verloren geht. Bei Fett ist lediglich ein Verlust von zwei bis drei Prozent der Kalorien festgestellt worden.

> Sie müssen davon ausgehen, dass fast die gesamte von Ihnen aufgenommene Fettmenge direkt in Fettgewebe umgewandelt wird!

Der Fettanteil der Nahrungsmittel ist oft höher, als man glaubt, denn die meisten Fette sind versteckt. Versteckt heißt in diesem Zusammenhang, dass man sie auf den ersten Blick nicht wahrnimmt. Jeder weiß zwar, dass eine Bratwurst nicht gerade zu den fettarmen Lebensmitteln zählt, und trotzdem ist ihr Fettgehalt nicht so offensichtlich wie z. B. bei einem Stück Butter. Das Fett einer Bratwurst ist nämlich im Wurstteig versteckt. Was Sie jedoch wissen sollten, ist, dass in einer Bratwurst etwa 50 Gramm Fett enthalten sind, die direkt in Körperfett umgewandelt werden. Kommt da noch eine Portion Fritten mit Mayonnaise hinzu, haben Sie schon beinah 90 Gramm Fett zu sich genommen. Sie können sich also vorstellen, wie schnell man bei 160 bis 200 Gramm Fett pro Tag angelangt ist. Die DGE (Deutsche Gesellschaft für Ernährung) warnt bereits vor einer Menge von mehr als 80 Gramm Fett pro Tag! Darüber hinaus ruft Fett nur ein sehr schwaches Sättigungsgefühl hervor, und man wird deshalb eher dazu verleitet, zu viel davon zu essen.

Fette sind in vielen Nahrungsmitteln versteckt.

All das sind sehr gute Gründe, Fett zu meiden, und Sie werden sehen, welch positive Effekte eine fettarme Ernährung auf Ihr Wohlbefinden und Ihre Gesundheit hat. Warnen möchte ich Sie trotzdem vor einer »Fetthysterie« oder »Fettphobie«, denn auch hier müssen Sie den goldenen Mittelweg finden. Jedes Gramm Fett jetzt abzuwiegen und anhand einer Nährwerttabelle auszuwerten wäre der falsche Weg, denn das werden Sie sicherlich nach kurzer Zeit wieder aufgeben. Untersuchungen in der Praxis haben dies belegt.

Aus diesem Grund werde ich im folgenden Abschnitt die Lebensmittel aufzählen, die viel Fett enthalten. Auf keines dieser Lebensmittel müssen Sie verzichten, denn es gibt sie mittlerweile auch fast alle fettreduziert. »light« heißt in diesem Zusammenhang nicht, dass die Produkte auch

Wurst	3 – max. 15 % Fettanteil: Fast alle Geflügelsorten, magerer Schweineschinken, Rinder- und Geflügelsalami, Sülzwurst, annähernd alle Wurstsorten, die nicht aus Wurstteig bestehen
Fleisch	3 – max. 5 % Fettanteil: Mageres Rindfleisch, Pute, Hähnchen, Wild, mageres Schweinefleisch (Lende, Schmetterlingssteaks, Schnitzel aus der Oberschale, Kassler)
Fisch	Seefisch außer Aal, Makrele, Hering, Matjes. Einmal pro Woche Fisch stellt die Jodversorgung sicher.
Milchprodukte	bis 1,5 % Fettanteil: fettarme Milch, Magerjoghurt, Kefir, Buttermilch
Käse	30 – max. 35 % Fett i.Tr. (in der Trockenmasse). Das entspricht einem absoluten Fettanteil von 15–17 % bei etwas dunklerem Käse wie Emmentaler oder Gouda. Bei weißem Käse wie Hüttenkäse ist der Anteil i. Tr. durch 4 zu teilen, um den Absolutanteil zu errechnen.
Butter	Butter sollten Sie nach Möglichkeit vermeiden und beispielsweise durch fettarmen Frischkäse bis ca. 20 % Fettanteil ersetzen.
Eier	1–2 pro Woche (in einem Eigelb ist etwa so viel Fett wie in einem Kilogramm Putenbrustfilet!)
Öle	Bitte nur in Maßen! Kleine Mengen sind jedoch aufgrund der darin enthaltenen essenziellen Fettsäuren und der Verwertung von fettlöslichen Vitaminen unverzichtbar! Empfehlenswert: hoher Linolsäuregehalt, z. B. in Distel- oder Sonnenblumenöl
Margarine	Nach Möglichkeit vermeiden!
Nüsse	In Maßen ist ihr Verzehr sehr empfehlenswert.

gleichzeitig schlechter schmecken. Der Geschmack mag zwar anders sein, ist deshalb aber nicht gleich schlechter. Geben Sie Ihrem Geschmackssinn die Chance, sich daran zu gewöhnen!

Die Prozentangaben in der Tabelle beziehen sich auf die Fettanteile, die ich Ihnen als Grenzwerte empfehle. Sie sollten deshalb beim Einkaufen auf diese Angaben achten. Kaufen Sie so ein, dass der Fettanteil die angegebenen Werte nicht überschreitet!

In Ölen, Margarine und Nüssen sind pflanzliche Fette enthalten. Tierisches Fett finden Sie in Wurst, Fleisch, Fisch, Milchprodukten, Käse, Butter und Eiern.
Hier stellen Sie sich vielleicht nun die Frage, warum man zwischen tierischen und pflanzlichen Produkten überhaupt unterscheiden sollte? Der Grund liegt darin, dass die Fette der Tiere anders aufgebaut sind als die der Pflanzen und darum unterschiedliche Auswirkungen auf den Körper haben. Pflanzliche Fette sind den tierischen vorzuziehen, weil:

> Tierisches Fett gehört zu den Stoffen, auf die unser Organismus verzichten kann, ohne dass er irgendeinen Mangel leidet.

1. in pflanzlichem Fett kein Cholesterin enthalten ist und Cholesterin für eine ganze Reihe von schweren Erkrankungen verantwortlich ist,
2. der Körper pflanzliches Fett eher zur Energiegewinnung heranziehen kann als tierisches Fett und
3. pflanzliches Fett die lebenswichtigen (essenziellen) Fettsäuren enthält, tierisches Fett nicht!

Pflanzliches Fett ist für unseren Organismus lebensnotwendig!
Aber denken Sie daran: Pflanzenfett hat genauso viel Kalorien wie Tierfett!

Gibt es Fett, das nicht dick macht? Ja, das so genannte MCT-Öl, das im Gegensatz zu normalem Nahrungsfett nicht in Körperfett umgewandelt werden kann (siehe Tipp fürs Braten, S. 51).

Exkurs: **Essenzielle Fettsäuren**

Viele Gesundheitsprobleme entstehen durch Mangel an bestimmten Fettsäuren in unserer Ernährung. Dieser Mangel wird häufig durch die geradezu hysterische Warnung vor Fettverzehr vieler Diätapostel hervorgerufen.

Eines ist, wie Sie jetzt wissen, unbestritten: Manche Fette sind gefährlich für unsere Gesundheit und machen das Abnehmen schier unmöglich. Dazu gehören vor allem die meisten tierischen Fette und die so genannten Transfettsäuren, die sich in manchen Margarinesorten, Salatdressings oder überhitzten Fetten (Frittierfette) finden. Zwischen solchen Fetten und Fetten wie MCT-Öl, Lein- oder Fischöl besteht jedoch ein himmelweiter Unterschied.

Grundsätzlich essen wir zu viel »schlechte« Fette und zu wenig »gute«. Was aber ist »gut«, was »schlecht« und wie können Sie sich orientieren? Da viele von Ihnen sich mit diesem Thema vielleicht noch nicht beschäftigt haben, möchte ich an dieser Stelle etwas näher auf die »guten«, essenziellen Fettsäuren eingehen.
Essenziell leitet sich vom lat. essentia = das Wesentliche ab und bedeutet im Zusammenhang mit Fettsäuren, dass es sich um lebensnotwendige Substanzen handelt. Der menschliche Organismus selbst kann sie nicht herstellen, ohne sie jedoch nicht funktionieren. Neben der Aufgabe der Hauptenergiereserve sind sie ein Teil der Zellmembran in jeder Zelle unseres Körpers. Sie sind Bausteine für hormonähnliche Substanzen, Eicosanoide genannt, die für die verschiedensten Prozesse in unserem Körper verantwortlich sind. Sie regulieren den Blutdruck und die Körpertemperatur, stimulieren die Hormonproduktion und sensibilisieren Nervenfasern für Übertragungsimpulse, um nur einige Funktionen zu nennen.

> Essenzielle Fettsäuren sind für unseren Organismus unerlässlich. Sie sind im Oliven-, Distel-, Sonnenblumen-, Mais-, Lein- und Sojaöl enthalten.

Essenzielle Fettsäuren werden auch als mehrfach ungesättigte Fettsäuren bezeichnet, da sie aus zwei oder mehreren Kohlenstoffatomen bestehen.

Die für unsere Gesundheit besonders wichtige Fettsäure ist die so genannte Omega-3-Fettsäure (dreifach ungesättigt).
Sie enthält drei essenzielle Fettsäuren:

- Linolensäure
- EPA (Eicosapentaensäure)
- DHA (Docosahexaensäure)

Deren beste Quelle ist das Fischöl.

Wenn Sie in Ihrem Ernährungsverhalten nicht darauf achten, mindestens einmal pro Woche Seefisch zu sich zu nehmen, können Sie den Bedarf des Körpers an diesen Fettsäuren nicht in ausreichendem Maß decken. Ein Mangel wird mit dem gehäuften Auftreten typischer Zivilisationskrankheiten wie:

Regelmäßiger Fischverzehr beugt vielen Zivilisationskrankheiten vor.

- Rheuma und anderen entzündlichen Krankheiten,
- Arteriosklerose (Plaque-Bildung in den Arterien mit den Folgen Herzinfarkt und Schlaganfällen),
- Blutverklumpung,
- Immunschwäche und
- Krebs

in Verbindung gebracht. Omega-3-Fettsäuren wirken im Körper entzündungshemmend. Weil diese Fette in Ihrer Funktion den Vitaminen ähneln, werden sie auch häufig als Vitamin F bezeichnet.

Außerdem sichern Sie hiermit eine ausreichende Jodzufuhr, die notwendig für das optimale Funktionieren Ihrer Schilddrüse ist. Sollte Ihre Schilddrüse aufgrund von zu geringer Jodzufuhr zu wenig des Hormons Thyroxin herstellen, wird Ihnen das Abnehmen sehr schwer fallen.

Versuchen Sie also mindestens einmal pro Woche Seefisch in Ihren Speiseplan einzubauen, damit Sie mit den so wichtigen Omega-3-Fettsäuren ausreichend versorgt sind.

Eiweiß (= Protein)

Eiweiß besteht aus Aminosäuren und dient dem Körper vor allem zum Aufbau von Zellen und zur Zellerneuerung von körpereigenen Bestandteilen wie beispielsweise Hormonen, Enzymen, Organen und Muskeln. Sie spielen deshalb beim Abnehmen keine allzu große Rolle und werden deshalb nur kurz angesprochen. Auf vereinzelte auch für das Abnehmen nützliche Aminosäuren komme ich später noch zurück.

Eiweiß wird nicht in erster Linie in Fett umgewandelt.

Wichtig zu wissen ist auf jeden Fall, dass Eiweiß nur bedingt zur Energiegewinnung herangezogen werden kann. Das passiert nur dann, wenn ein Mangel an Kohlenhydraten besteht. Sollten Sie sich an meine Ernährungsvorschläge halten, wird Ihr Körper jedoch kein Eiweiß für die Energiegewinnung »verschwenden«.

Das hat zwei Vorteile:
Zum einen ist sichergestellt, dass die Muskulatur nicht abgebaut wird. Steigern Sie Ihre sportliche Aktivität, werden Sie im Gegenteil Muskulatur aufbauen. Und dafür benötigen Sie Eiweiß. Wie wichtig ein entsprechendes Maß an Muskulatur ist, werde ich Ihnen beim Thema *Ernährung und Sport* (siehe S. 119) erläutern.
Zum anderen können Sie abends eiweißreiche Lebensmittel zu sich nehmen, ohne dass Sie dabei zunehmen, denn die Proteine liefern dem Körper nur wenig Energie, da sie, wie schon erwähnt, anderweitig verwendet werden. Putenfleisch, Hähnchenbrust, mageres Rindfleisch, Magerquark, Joghurt und vieles mehr darf auf Ihrem Speiseplan für das Abendessen durchaus stehen. Vergleichen Sie deshalb nie Eiweiß- mit Fett- oder Kohlenhydratkalorien. Wenn auf Ihrer Thunfischdose (sehr eiweißreich) 400 Kalorien stehen, ist das ganz anders zu bewerten als bei Brot oder Nudeln (sehr kohlenhydratreich).

> Eiweißreiche Lebensmittel sind abends vollkommen in Ordnung, denn Sie werden nicht zur Energiegewinnung herangezogen und können schlecht in Fett umgewandelt werden. Kohlenhydratreiche und fettreiche Lebensmittel zum Abendessen dagegen setzen an!

Exkurs: **Vitamine und Sekundäre Pflanzenstoffe**

An dieser Stelle habe ich einige Informationen über Vitamine und Sekundäre Pflanzenstoffe, die so genannten Vitalstoffe, für Sie zusammengestellt. Die Vitalstoffe haben zwar primär nichts mit dem Abnehmen zu tun, sie sind jedoch wichtig für Ihre Gesundheit, und in der Praxis werde ich immer wieder mit Fragen dazu überhäuft, sodass ich auch Ihnen hierzu kurz alles Wissenswerte über Funktionsweisen und Aufgaben dieser Stoffe bieten möchte.

Vitamine

Vitamine sind organische Substanzen, die für unseren Körper lebensnotwendig sind. Wir brauchen sie für unsere Vitalität, für unser Wohlbefinden, ja sogar für das Wachstum und das Immunsystem. Leider können sie – bis auf wenige Ausnahmen – nicht vom Körper selber hergestellt werden. Sie müssen also mit der Nahrung in ausreichendem Maß aufgenommen werden.
Wenn Ihr Körper nicht alle wesentlichen Vitamine zugeführt bekommt, wird über kurz oder lang Ihre Gesundheit darunter leiden. Diese erstaunlichen, winzigen Nahrungsbestandteile arbeiten wie Zündkerzen für den Motor: Sie bringen Ihren Stoffwechsel zum Leben.

Dabei werden Vitamine in wasserlösliche und fettlösliche Vitamine unterschieden. Die wasserlöslichen Vitamine wie zum Beispiel die der Vitamine B (außer Vitamin B 12) und Vitamin C werden vom Körper nicht gespeichert und müssen deshalb täglich erneuert werden. Wasserlösliche Vitamine werden in bestimmte Enzyme eingebaut und wirken so bei der Steuerung von Körperfunktionen und bei der Erzeugung von Energie mit.

Die fettlöslichen Vitamine A, D, E und F können im Körper, vor allem in der Leber, gespeichert und bei Bedarf an die Körperzellen abgegeben werden. Die Vitamine A und D haben hormonähnliche Eigenschaften und fungieren somit als Botenstoffe im Organismus.

Vitamine sind im Allgemeinen sehr empfindliche Substanzen. Sie können durch die UV-Strahlung des Lichtes, durch Erhitzung oder sogar durch

Luft leicht zerstört werden. So kann der Vitamingehalt von Obst oder Gemüse durch falsche Lagerung oder falsche Zubereitung um mehr als 50 Prozent reduziert werden.

Zahlreiche Krankheiten sind auf Vitaminmangel zurückzuführen. In der Regel kündigt sich Vitaminmangel häufig durch:

- ständige Müdigkeit,
- Antriebsschwäche und/oder
- Erschöpfung

an. Denn der Organismus schaltet auf Sparflamme, um die letzten Kraftspeicher des Körpers nicht unnötig zu verbrauchen und die Funktion lebenswichtiger Organe zu schützen.

Wissenschaftliche Studien beweisen das. Der Vitaminforscher Mindell bemerkte dazu treffend: »Man kann nicht Vitamine schlucken, mit dem Essen aufhören und erwarten, dass man gesund bleibt.«

> Das Einnehmen von Vitaminpräparaten stellt keinen Ersatz für die Aufnahme natürlicher Vitamine aus Nahrungsmitteln dar. Synthetische Vitamine sind um ein Vielfaches minderwertiger in ihrer Wirkung als ihre natürlichen Gegenstücke.

Vitamin A (Retinol)

Vitamin A hält die Haut und auch die Schleimhäute in guter Verfassung. Es bietet dem Körper Immunschutz und stärkt dabei vor allem die Bronchien, die Lunge und die Atemwege sowie den Magen-Darm-Bereich. Darüber hinaus ist Vitamin A im Sehpurpur vorhanden und somit unerlässlich für ein gutes Sehvermögen, vor allem bei Dunkelheit.

Zusammen mit dem Vitamin D spielt Vitamin A eine wichtige Rolle für das Wachstum. Sie sorgen in Wechselwirkung für gesunde Haut, Haare, Nägel und Zähne sowie für kräftige Knochen.

Carotinoide können in unserem Körper in Vitamin A umgewandelt werden. Deshalb bezeichnet man sie auch als Vitamin-A-Vorstufe oder Pro-Vitamin A. Das Beta-Carotin, das wohl bekannteste Carotinoid, ist eines der wirksamsten Antioxidantien, das es zu einem wichtigen Mikronährstoff in der Vorsorge gegen Herz- und Kreislauferkrankungen macht.

Vitamin A ist also ein echter Alleskönner. Es kommt fast nur in tierischem Gewebe vor. Besonders in der Leber, Milch und in Eiern. Pflanzliche Quellen für Vitamin A sind die Carotinoide. Es handelt sich dabei um eine Gruppe von Pflanzenfarbstoffen, die in (dunkel-)grünen Blattgemüsen wie

Spinat, Brokkoli und Feldsalat, aber auch in gelben beziehungsweise orangenen Früchten und Gemüse reichlich vorkommen: so besonders in Aprikosen, Papayas, Mangos, Nektarinen, Pfirsichen, Karotten und Kürbis.

Vitamin B

Die Familie der B-Vitamine besteht aus einer ganzen Reihe von chemisch verschiedenen Stoffen. Doch zwei Eigenschaften haben Sie alle gemeinsam:

- Sie sind am Energiestoffwechsel maßgeblich beteiligt, indem sie mithelfen, die »Brennstoffe« aus den Energie liefernden Bestandteilen unserer Nahrung in körpereigene Energie umzuwandeln.
- Sie erfüllen wichtige Aufgaben, die mit unserem Nervensystem zusammenhängen.

Vitamin B I (Thiamin)

Vitamin B I fördert im Speziellen die Blutzirkulation und die Bildung roter Blutkörperchen, den Kohlenhydratstoffwechsel und die Produktion von Magensäure. Es hat einen positiven Effekt auf Wachstum, Appetit und Leistungsfähigkeit und wird für den Muskeltonus innerer Organe wie den Magen-Darm-Trakt und das Herz benötigt.

Vitamin B I schützt uns in geringem Maß vor den zerstörenden Kräften des Alkohols und des Rauchens sowie vor den degenerativen Effekten der Alterung. Deshalb wird es auch häufig als das Anti-Aging-Vitamin bezeichnet.

Auch bei starker psychischer Belastungen kann das Vitamin B I weiterhelfen. Seine beste Eigenschaft ist tatsächlich, die geistige Einstellung des Menschen zu bestimmten Situationen oder Sachverhalten negativer Art positiv zu beeinflussen. Deshalb ist Thiamin für viele Menschen eine unverzichtbare Hilfe bei der Bewältigung von belastenden Situationen. Selbst bei Phobien oder traumatischen Zuständen verhilft das Vitamin B I zu einer Besserung der Grundstimmung.

Aber es geht nicht nur um Ängste – Vitamin B I hilft auch, Lern- und Konzentrationsschwächen bei Kindern und bei Erwachsenen in den Griff zu bekommen. In einer amerikanischen Studie wurde bei Kindern eine um 25 Prozent verbesserte Lernfähigkeit festgestellt, nachdem ein vormaliger

Vitamin B1: auch gut für die Nerven.

Vitamin-B 1-Mangel behoben wurde. Es konnten eine bessere und längere Konzentrationsfähigkeit sowie konzentrierteres Denken nachgewiesen werden.

Reich an Vitamin B 1 sind Hülsenfrüchte, Trockenobst, Nüsse, Bier und Bäckerhefe sowie Vollkornprodukte und mageres Fleisch.

Bei der Gabe von Vitamin B 1 sollte, um tatsächlich eine positive Wirkung zu erreichen, immer darauf geachtet werden, dass Thiamin in Kombination mit anderen B-Vitaminen eingenommen wird.

Vitamin B 2 (Riboflavin)

Vitamin B 2 wird auch das »Schönheitsvitamin« genannt.

Vitamin B 2 unterstützt die körpereigene Energieproduktion. Es ist insbesondere am Kohlenhydrat-, Fett- und Eiweißstoffwechsel beteiligt.
Riboflavin ist auch für die Bildung roter Blutkörperchen und Antikörper notwendig, die eindringende Fremdkörper im Blut angreifen und unschädlich machen.
Seine Hauptrolle spielt das Vitamin aber vor allem im Bereich von Haut und Augen. Das Sehvermögen wird gefördert, Augenmüdigkeit wie beispielsweise nach langer Bildschirmarbeit verhindert und die Anpassungsfähigkeit des Auges an Dunkelheit oder grelles Licht verbessert.
Ein Mangel äußert sich oft durch Risse oder Verletzungen in den Mundwinkeln oder an den Lippen, durch einen spröden und trockenen Mund oder eine geschwollene beziehungsweise gerissene Zunge.
Vitamin B 2 beseitigt all diese Störungen und sorgt allgemein für ein gesundes Hautgewebe, starke Nägel und ein schönes, schuppenfreies Haar.

Vitamin B 2 ist vor allem in Leber, in etwas niedrigerer Konzentration in Weißkohl, Petersilie, Hülsenfrüchten (Bohnen, Erbsen, Linsen) und Brokkoli enthalten.

Senioren, Vegetarier oder Menschen, die besondere Diäten einhalten müssen oder keine Milchprodukte zu sich nehmen, sollten besonders auf eine ausreichende Zufuhr dieses Vitamins achten.

Vitamin B 3 (Niacin)

Nachdem man in Kanada Schizophrenie-Patienten erstmals mit Vitamin B 3 und anderen Mikronährstoffen behandelt hatte, konnte nachgewiesen werden, dass Nährstoffmangel auch psychische Leiden verursachen kann. Heute weiß man, dass Niacin einen entspannenden und beruhigenden Effekt besonders im Fall von Depressionen, starken Angstzuständen und Panikattacken hat. Nach wie vor wird Vitamin B 3 bei der Behandlung solcher Störungen eingesetzt.

Vitamin B 3 gilt als das »Entspannungsvitamin«.

Darüber hinaus hilft es bei Kopfschmerzen und verbessert oftmals die Gedächtnisleistung.

Vitamin B 3 hat aber auch weit reichende allgemeine Aufgaben, besonders für den Herz- und Blutkreislauf. Zahlreiche Hinweise in wissenschaftlichen Studien sprechen dafür, dass es Herzerkrankungen vorbeugen kann.

Unter den Oberbegriff Vitamin B 3 fallen verschiedene chemische Varianten des Niacin, hauptsächlich Nicotinsäure und Niacinamid. Nicotinsäure wirkt gefäßerweiternd, weswegen es nach einer Einnahme zu Hitzewallungen, Hautjucken und Rötungen kommen kann, die jedoch harmlos sind und schnell wieder abklingen. Niacin ist häufig auch in Aufputschgetränken zu finden. Streng genommen ist Niacin kein echtes Vitamin, da es vom Organismus selber aus Aminosäuren (Eiweißbausteinen) gebildet werden kann.

Es findet sich vor allem in verschiedenen Pilzarten (Austernpilz, Pfifferling, Steinpilz), Erdnüssen, Bäckerhefe und Kleieflocken.

Vitamin B 5 (Pantothensäure)

Vitamin B 5 wird für den gesunden Zellaufbau, das allgemeine körperliche Wachstum und für die Entwicklung des zentralen Nervensystems gebraucht. Ferner ist bekannt, dass die Heilung von Hautverletzungen und Hautverbrennungen durch Vitamin B 5 beschleunigt wird.

Häufig wird die Pantothensäure auch das »Anti-Stress«-Vitamin genannt. Es hilft, wie andere B-Vitamine auch, mit außergewöhnlichen Belastungen fertig zu werden. Der Grund dafür ist seine Fähigkeit, die Nebennieren zur Produktion von stressmindernden Hormonen anzuregen. Diese Hormone (Glucocorticoide) sind zugleich wichtige Kämpfer in der Abwehr entzündlicher Störungen, die sich in verschiedenen Krankheitsbildern wie Arthritis, Gicht, Morbus Crohn, Allergie und Schuppenflechte manifestieren. Hierbei handelt es sich meist um Krankheiten, die häufig chronisch werden und deren medikamentöse Behandlung vielfach starke Nebenwirkungen mit sich bringt.

Besonders reich an Pantothensäure sind Innereien und Hefe, außerdem Eier, Milch, Gemüse, Hülsenfrüchte und Vollkornprodukte.

Vitamin B 6 (Pyridoxin)

Vitamin B 6 wirkt sich besonders positiv auf die Harmonisierung der weiblichen Hormone aus.

Vitamin B 6 ist an mehr Körperfunktionen beteiligt als irgendein anderer einzelner Nährstoff. Es spielt eine wichtige Rolle für den Stoffwechsel und bei der Aktivierung zahlreicher Enzymsysteme.
Es ist in den Hormonhaushalt der Frau involviert, beugt Diabetes und Herzkrankheiten vor, stärkt das Immunsystems, hilft bei der Behandlung von Arthritis und unterstützt das gesunde Funktionieren von Gehirn und Nerven. Offiziell wird eine tägliche Zufuhr von etwa zwei Milligramm für ausreichend gehalten, viele wissenschaftliche Studien empfehlen bei gesunden Erwachsenen jedoch einen Wert um die 50 Milligramm.
Pyridoxin gilt als »Frauen-Vitamin«, weil es eine wichtige Rolle für die Harmonisierung der weiblichen Hormone spielt, vor allem in den Wechseljahren und während der Menstruation. Auch die Symptome des prämenstruellen Syndroms (Übelkeit und Kopfschmerzen) werden gemindert.
Seit neuestem wird Vitamin B 6 auch mit dem Homocystein-Spiegel im Blut in Verbindung gebracht. Homocystein gilt als wichtiger Risikofaktor bei Herzattacken und Schlaganfällen. Es greift den Herzmuskel an und begünstigt die Anlagerungen von Cholesterin.
Dieses Risiko kann Vitamin B 6 zusammen mit Folsäure und Vitamin B 12 verringern.
Aus einer Studie der Harvard University ging hervor, dass bei 15.000 amerikanischen Ärzten, die mit Pyridoxin bestens versorgt waren, die Herzattackenanzahl um 50 Prozent geringer ausfiel als bei denen, die nicht ausreichend damit versorgt waren.

Pyridoxin findet sich vor allem in Lachs, Hähnchenfleisch, Obst, besonders in Bananen, und Vollkornbrot.

Vitamin B 12 (Cobalamin)

Dieses Vitamin wurde als letztes der bis heute bekannten Vitamine erst 1948 entdeckt beziehungsweise isoliert.
Selbst ein geringer Mangel an B 12 kann zu Befindlichkeitsstörungen führen, deren wirkliche Ursachen – eben der Vitamin-B-12-Mangel – oft nicht erkannt werden, weil die Symptome sehr unspezifisch sind. Es handelt sich hierbei um allgemeine Schwäche und Müdigkeit, depressive Verstimmungen, Vergesslichkeit, Veränderungen der Persönlichkeit, Muskelschlaffheit und Bewegungsstörungen. Wo derartige Anzeichen auftreten und andere Ursachen nicht zu ermitteln sind, kann die Zufuhr von Vitamin B 12 Hilfe bringen und einen Vitalitätsschub auslösen.

Vitamin B 12 kann einen regelrechten Vitalitätsschub auslösen.

Ein erhöhter Bedarf liegt generell bei Frauen vor, die zur Verhütung die Pille einnehmen, da Cobalamin verstärkt benötigt wird, um die weiblichen Östrogene abzubauen.

Cobalamin ist vor allem in Leber, Austern, Hering und Forelle enthalten.

Biotin

Biotin ist unersetzlich für den Fett- und Kohlenhydratstoffwechsel und spielt, wie neueste Forschungen zeigen, zusammen mit dem Spurenelement Chrom eine wichtige Rolle bei der Stabilisierung des Blutzuckerspiegels. Es hilft Extremschwankungen zu vermeiden.

Biotin hilft, zusammen mit Chrom, den Blutzuckerspiegel zu stabilisieren.

An dieser Stelle möchte ich Sie auf das erste Thema *Regelmäßiges Essen* aufmerksam machen. Können Sie sich noch daran erinnern, welche Auswirkungen große Blutzucker- und damit auch große Insulinschwankungen auf Ihren Hunger und die damit verbundenen Essgewohnheiten haben? Biotin hilft Ihnen dabei, aus der Hunger-Insulin-Spirale auszubrechen. Neben dieser für Sie äußerst interessanten Wirkung auf den Blutzucker- und Insulinspiegel hat Biotin eine weitere sehr positive Eigenschaft, weswegen es auch als das »Schönheitsvitamin« überhaupt bezeichnet wird: Biotin transportiert Schwefel in die Zellen. Diese wunderbare Eigenschaft hat zur Folge, dass Haut, Haare und Nägel vor Gesundheit regelrecht strotzen.

Biotin ist besonders in Leber, Sojaprodukten, Keimen und Vollkornprodukten enthalten.

Folsäure

Folsäure ist besonders in den ersten Schwangerschaftswochen wichtig.

Folsäure ist das Vitamin der Schwangeren, da sich der Bedarf an Folsäure während einer Schwangerschaft verdoppelt. Folsäure ist unverzichtbar für das heranwachsende Leben. Insbesondere in den ersten sechs Wochen einer Schwangerschaft ist Folsäure sehr wichtig, da es die Nerven und die Zellbildung des Fötus reguliert. Das Risiko von Neuralrohrdefekten und Frühgeburten wird durch zusätzliche Einnahme von Folsäure vermindert.

Reich an Folsäure sind Orangen, Erdbeeren, Weintrauben, Kirschen, Mango, Petersilie, Lauch, Rosenkohl, Spargel, Spinat und Wirsing.

Wissenschaftliche Studien belegen, dass trotz der Bedeutung für die Entwicklung des heranwachsenden Lebens ein Folsäuremangel die am häufigsten festgestellte Vitaminmangelform überhaupt ist.
Aus diesem Grund wird in vielen Ländern schwangeren Frauen eine tägliche Dosis von 0,4 bis 1,2 Milligramm Folsäure angeraten, um einem Mangel aus dem Weg zu gehen und damit den Fötus vor Krankheiten zu schützen.

Vitamin C

Vitamin C ist das wohl am besten untersuchte Vitamin überhaupt. Über kein anderes Vitamin liegen mehr wissenschaftliche Daten vor. Hierfür gibt es einen guten Grund: Kein anderes Vitamin hat so eine fundamentale Bedeutung für unseren allgemeinen Gesundheitszustand wie das Vitamin C. Es gibt in der Tat kaum ein Gesundheitsproblem, von der gewöhnlichen Erkältung, über Allergie, Herz- und Kreislauferkrankungen bis hin zu Krebs oder HIV, das nicht durch Vitamin C günstig beeinflusst werden kann.
Das wissenschaftliche Interesse konzentrierte sich bei der Erforschung erst einmal auf die Frage, in welcher Konzentration das Vitamin im menschlichen Körper vorhanden sein muss, um uns optimal zu schützen. Wir Menschen können, im Unterschied zu den meisten anderen Wirbeltieren, selbst kein Vitamin C herstellen. Daher untersuchte man den Körpervorrat von Vitamin C bei Mäusen und Kaninchen und übertrug

das Ergebnis entsprechend auf den Menschen. Die Deutsche Gesellschaft für Ernährung empfiehlt eine tägliche Dosis von 75 Milligramm. Doch viele Nährstoffforscher sind sich heute darüber einig, dass wir täglich sehr viel mehr Vitamin C für die Erhaltung der Gesundheit und noch mehr für die Behandlung von Krankheiten benötigen.
Ihre individuell benötigte Menge können Sie relativ einfach feststellen: Haben Sie Ihrem Körper mehr Vitamin C zugeführt, als er verarbeiten kann, reagiert er mit weichem Stuhlgang oder kurzzeitigem Durchfall. Das ist ein zuverlässiges Zeichen für die Sättigungsgrenze mit Vitamin C. Auf die Wirkungsweise von Vitamin C bei speziellen Erkrankungen möchte ich hier nicht näher eingehen, da allein dieses Thema ein ganzes Buch füllen würde. Einige praktische Hinweise für den Gebrauch von Vitamin C möchte ich Ihnen jedoch noch an die Hand geben: Die wohl bekannteste Form von Vitamin C ist die Ascorbinsäure. Sie wird in großen Mengen industriell erzeugt. Als Grundstoff dafür wird zumeist Mais herangezogen. Achten Sie beim Kauf von Ascorbinsäure bitte immer auf die pharmazeutische Qualität, da in minderwertigen Billigprodukten schon Schwermetallrückstände nachgewiesen worden sind. Pharmazeutische Qualität ist auf der Packung oder der Packungsbeilagen entsprechend deklariert.
Ascorbinsäure hat jedoch einen unerfreulichen Nachteil: Sie ist extrem sauer. Wenn sie überdosiert wird, ist sie für empfindliche Menschen schlecht verträglich, weil der Magen rebelliert. Diesen Nachteil hat das Ascorbat nicht, das wesentlich besser verträglich ist als die Ascorbinsäure.
Eine höchst effektive Form des Vitamin C ist das Ester C:

- Es wird doppelt so schnell vom Organismus aufgenommen wie Ascorbinsäure oder Ascorbat.
- Seine Absorptionsrate (Aufnahmerate) ist ebenfalls in etwa doppelt so hoch.
- Die Konzentration von Vitamin C im Blut ist bei Ester-C-Gaben höher als bei Ascorbinsäure- oder Ascorbat-Zufuhr.
- Die Ausscheidungsrate beim Ester C ist niedriger als die bei Ascorbinsäure oder Ascorbat. Es wird also besser vom Körper verwertet.

Der »Alleskönner« unter den Vitaminen wirkt am effektivsten als Ester C.

Viel Vitamin C enthalten Hagebutten, Zitrusfrüchte, schwarze Johannesbeere, Sanddornbeeren oder -saft, Wirsing, Rotkohl, Rosenkohl, Meerrettich, Paprika, Brokkoli und Grünkohl.

Vitamin D (Calciferol)

Einem Mangel an Vitamin D beugen Sie durch ausreichende Sonneneinstrahlung vor.

In der aktiven Form nehmen wir Vitamin D hauptsächlich aus Nahrungsmitteln tierischer Herkunft auf. Die beste Quelle ist Fisch, im Speziellen in Form des altbekannten Fischlebertrans – für viele der Graus Ihrer Kindertage. In unserer alltäglichen Nahrung ist jedoch sehr wenig Vitamin D enthalten.

Vitamin D kann aber auch durch Einwirkung von ultravioletter Strahlung des Sonnenlichts auf und in der Haut gebildet werden.

Die Hauptaufgabe des Vitamins im Körper ist es, den Phosphat- und Calciumstoffwechsel zu regulieren. Vitamin D fördert die Aufnahme dieser Mineralien im Darm und später im Knochen ihre Mineralisation. Es ist demnach in erster Linie für die normale Entwicklung und das Wachstum der Knochen und Zähne bei Kindern verantwortlich.

Bei Vitamin-D-Mangel lagert sich zu wenig Calcium und Phosphor in die Knochen ein, und sie bleiben weich. Die Röhrenknochen verbiegen sich, und es kann zu schlimmen Verformungen kommen. Diese Krankheit nennt sich Rachitis. Um dem vorzubeugen, bekommen Säuglinge prophylaktisch Vitamin D.

Auch bei Erwachsenen kann es zu einem Vitamin-D-Mangel kommen, obwohl unser Körper in der Lage ist, es selbst herzustellen. Dieser Mangel kommt oft durch zu geringe Sonneneinstrahlung zustande. Auch bei Erwachsenen besteht dann die Gefahr, dass die Knochen weich werden, schlimmstenfalls führt dies zum Knochenschwund mit entsprechenden Verformungen und Anfälligkeit für Knochenbrüche. Vitamin D kann Osteoporose vorbeugen.

Einen erhöhten Bedarf an Calciferol haben insbesondere auch Frauen während der Schwangerschaft, Stillzeit und in der Menopause.

Die natürlichen Quellen dieses Vitamins sind Hering, Lachs, Aal und Makrele.

Vitamin E (Tocopherol)

Gäbe es einen Oscar für Vitamine, wäre neben dem Vitamin C das Vitamin E mit Sicherheit ein heißer Anwärter. Der Grund dafür ist, dass Vitamin E Herz und Kreislauf gesund hält. In den Industrieländern sind Herz-Kreislauf-Erkrankungen bei weitem die häufigste Todesursache. Es ist

wirklich beeindruckend, wie eine bedarfsgerechte Versorgung mit diesem Vitamin das Risiko von Herzanfällen verringern kann.
In einer wissenschaftlichen Studie der Harvard University mit 2002 Teilnehmern, die täglich 400 bis 800 i.E. (internationale Einheiten) Vitamin E nahmen, sank die Rate der Herzattacken um 77 Prozent, die Todesrate infolge von Herzattacken um 47 Prozent.

Eine ausreichende Versorgung mit Vitamin E verringert das Risiko von Herzanfällen beachtlich.

Lassen Sie diese Zahlen auf sich wirken, und bedenken Sie dabei, wie viel unnötiges Leid, wie viel Kosten eingespart werden könnten, wenn die Menschen über die segensreiche Wirkung des Vitamins E aufgeklärt wären.

Und was passiert in unserem Körper, wenn er ausreichend mit Vitamin E versorgt ist? Das Vitamin senkt das schädliche LDL-Cholesterin und die Triglyceride im Blut und erhöht andererseits das förderliche HDL-Cholesterin. Die Arterienwände werden davor geschützt, dass sich das LDL-Cholesterin dort festsetzt und durch vermehrte Ablagerung den Blutfluss hemmt.

Weiterhin schützt uns das Vitamin E als eines der wichtigsten Antioxidantien, vor den so genannten »freien Radikalen«. Freie Radikale werden produziert durch Umweltgifte in der Luft, Schadstoffe in Nahrungs- und Genussmitteln sowie Schwermetall- und Chemikalienvergiftungen. All diese Stoffe belasten unseren Körper mit freien Radikalen. Vitamin E schützt uns vor diesen Stoffen, die oft Ursache für vorzeitiges Altern und Krebsleiden sind.

Besonders Nüsse und pflanzliche Öle sind reich an Vitamin E.

Bei der Einnahme von Vitamin E sollten Sie jedoch auf zwei Dinge achten:

- Vitamin E sollte wegen seiner blutverdünnenden Wirkung nicht vor Operationen eingenommen werden.
- In Vitamin-E-Präparaten ist die natürliche Form, D-Alpha-Tocopherol, isoliert oder mit anderen Tocopherolen gemischt, den Produkten aus der Chemieküche in seiner Wirksamkeit weit überlegen. Die natürliche Form ist daher empfehlenswerter.

Sekundäre Pflanzenstoffe

Einige von Ihnen werden den Begriff »Sekundäre Pflanzenstoffe« kennen, andere nicht. Sie sind lange nicht so bekannt wie Vitamine und doch wird auf diesem Gebiet in den letzten zehn Jahren geforscht wie in keinem anderen Bereich der Pflanzeninhaltsstoffe. Das liegt unter anderem an der ungeheuren Anzahl dieser Stoffe: Bei einer gemischten Kost nehmen Sie täglich etwa 1,5 Gramm Sekundäre Pflanzenstoffe auf. Alleine bei dieser Menge handelt es sich um 5000 bis 10.000 verschiedene Substanzen. (Im Weißkohl zum Beispiel hat man bisher 49 verschiedene Sekundäre Pflanzenstoffe gefunden und identifizieren können.)

Bestimmte sekundäre Pflanzenstoffe mindern das Risiko hormonabhängiger Krebserkrankungen.

Sekundäre Pflanzenstoffe werden von den Pflanzen gebildet, um Schädlinge, Krankheiten und schädliche UV-Strahlung abzuwehren, aber auch als Farb-, Duft- und Geschmacksstoffe sowie als Wachstumsregulatoren. Sie zählen seit jeher zum festen Bestandteil unserer Nahrung, doch wir beginnen erst jetzt zu verstehen, welches Potenzial in diesen Substanzen steckt. Die Forschung auf diesem Gebiet steckt noch in den Kinderschuhen – doch sicherlich sind aufgrund der unglaublichen Fortschritte in der technischen Verfeinerung verschiedener Nachweismethoden noch einige bahnbrechende Entdeckungen zu erwarten.

Ich möchte Ihnen nun einige Gemüsepflanzen und Kräuter sowie deren bekannte Sekundäre Pflanzenstoffe vorstellen. Sie werden erstaunt sein, welche Gemüsepflanzen, die schon oft auf Ihrem Speiseplan standen, Substanzen enthalten, die eine erstaunliche Wirkungsweise besitzen.

Brokkoli

Seit Beginn der systematischen Erforschung der Sekundären Pflanzenstoffe richtete sich das Hauptaugenmerk auf mögliche Krebs verhütende (antikarzinogene) Eigenschaften.
Inzwischen sind einige dieser Pflanzenwirkstoffe gefunden worden: z. B. die verschiedenen Indole, die in Brokkoli und anderen Kohlarten in größeren Mengen nachgewiesen wurden.
Indole mindern das Risiko der Entstehung hormonabhängiger Krebsarten wie beispielsweise den östrogenabhängigen Brustkrebs. Diese Wirkung entsteht, weil Indole die Entstehung Krebs fördernder Substanzen verhindern und solche gefährlichen Stoffe in harmlose Varianten umwandeln.

Darüber hinaus steigern Indole auch die Aktivität verschiedener Entgiftungsenzyme in der Leber, die Krebs fördernde Substanzen abbauen. Brokkoli sollten Sie also in Zukunft wieder öfter in Ihren Speiseplan mit einbauen.

Meerrettich

Einige von Ihnen werden den Meerrettich auch als bewährtes Hausmittel kennen. Roh gerieben und Tränen in die Augen treibend, ist er meist von der Großmutter bei verstopfter Nase, Erkältung, Grippe oder Nebenhöhlenentzündung empfohlen worden. Und die Großmutter hatte Recht! Meerrettich enthält, wie auch Garten- oder Kapuzinerkresse, Senföle, die antimikrobiell wirken. Antimikrobiell bedeutet, dass diese Substanzen gegen bestimmte Bakterien und auch Viren wirksam werden. Dabei wird die Vermehrung der Bakterien oder Viren durch die Senföle gehemmt und damit das körpereigene Immunsystem unterstützt.

Eines der natürlichsten Anti-Grippe-Mittel ist der Meerrettich.

Besonders hoch ist die Wirksamkeit von Meerrettich bei Infektionen der Harnwege.

Möhren und Spinat

Diese heimischen Gemüsesorten sind die besten Quelle für die wohl bekannteste Gruppe der Sekundären Pflanzenstoffe, die Carotinoide. Sie kennen bereits das Beta-Carotin, das populärste Mitglied der großen Carotinoid-Familie. Ich habe Ihnen seine gesundheitsfördernden Eigenschaften schon beim Vitamin A (siehe S. 72) vorgestellt, weil Beta-Carotin als Provitamin-A heute fast »Vitaminstatus« besitzt.

Mittlerweile hat man etwa 600 verschiedene Carotinoide gefunden, deren Funktionen sich sehr unterscheiden. Nur wenige sind bisher genauer erforscht, und es wird wohl noch eine Weile dauern, bis alle spezifischen Eigenschaften der einzelnen Carotinoide erfasst sind.

Die Nährstoffforscher Bendich und Olson haben 1989 die Schutzwirkung der Carotinoide aufgelistet:

- Verringerung der Häufigkeit lichtinduzierter Tumore,
- Hemmung von Erbgutveränderungen,
- Hemmung der Tumorentwicklung,
- Verhinderung von Zellkernschädigungen.

Paprika

Paprika regt die Bildung von körpereigenen Glückshormonen an.

Paprika enthält neben der großen Anzahl von Carotinoiden und den Vitaminen A und C auch andere wertvolle Mikronährstoffe. Hervorzuheben ist hier vor allem das Capsaicin, eine bioaktive Substanz, die dem Paprika seine Schärfe verleiht.

Capsaicin regt die Bildung von körpereigenen Glückshormonen, Endorphinen, an. Diese Hormone sorgen für Wohlbehagen und dämpfen Schmerz- und Stressreaktionen des Körpers. Im Falle eines Risikos von Blutgerinnseln kann Capsaicin helfen, die Zahl der Blutplättchen (Thrombozyten) zu senken.

Und nicht zuletzt ist das Capsaicin der Freund all jener, die mit Gewichtsproblemen zu kämpfen haben: Capsaicin hat »thermogene« Eigenschaften, das heißt, es bringt den Stoffwechsel so auf Touren, dass vermehrt Kalorien verbrannt werden. Wie Sie wissen, wird jede Kalorie, die verbrannt wird, nicht in Fett umgewandelt.

Petersilie

Anstatt unsere kalten Platten damit zu verzieren, sollten wir die Petersilie lieber essen. Sie ist ein wahres Vitalstoff-Kraftpaket, wenn es um die Stärkung der Immunabwehr geht.

Schon ein paar Zweige enthalten so viel Vitamin A wie ein Löffel Fischleberöl und zwei- bis dreimal so viel Vitamin C wie eine Orange.

Petersilie enthält mehr Histidin als jede andere Gemüsesorte. Von dieser Aminosäure ist bekannt, dass sie die Tumorentwicklung im Körper hemmen kann.

Grüner Tee

Grüner Tee ist ausgesprochen gesundheitsfördernd.

Es gibt kein Genussmittel, das mehr Sekundäre Pflanzenstoffe enthält als der grüne Tee. Die entscheidende Gruppe der Sekundären Pflanzenstoffe sind hier die Polyphenole und die Saponine.

Polyphenole wirken als Radikalfänger und haben die Fähigkeit, mit giftigen Schwermetallen im Körper chemische Verbindungen einzugehen und sie dadurch zu neutralisieren.

Saponine haben eine cholesterinsenkende Wirkung. Sie verringern den Anteil des schlechten LDL-Cholesterins im Blut.

In den ostasiatischen Ländern ist der grüne Tee Gegenstand vieler wissenschaftlicher Studien. Diese Untersuchungen belegen immer wieder die günstige Wirkung des Tees bei:

- Herz-Kreislauf-Erkrankungen,
- Zahn- und Knochenschäden,
- Erkrankungen des Mund- und Rachenraums,
- Verdauungsbeschwerden,
- Pilzerkrankungen der Haut und
- in der Krebsvorsorge.

Als alkalisches Getränk schützt er darüber hinaus die Magenwände und neutralisiert die Säuren im Mageninneren.

Beim Zubereiten des Tees achten Sie bitte darauf, dass Sie ihn nicht zu heiß überbrühen. Erwärmen Sie das Teewasser, bis es kocht, und lassen Sie es danach etwa zehn Minuten stehen, bevor Sie den Tee aufgießen. Ansonsten machen Sie viele dieser aufgezählten positiven Eigenschaften zunichte.

> Achten Sie auf Ihre ausreichende Versorgung mit Vitaminen und sekundären Pflanzenstoffen. Sie leisten damit einen ganz entscheidenden Beitrag zu Ihrer Gesundheit. Und die sollte auch beim Abnehmen immer im Vordergrund stehen!

Neue Rezepte

FRÜHSTÜCK … FRÜHSTÜCK … FRÜHSTÜCK

Pfannen-Omelett

Für zwei Personen
Zubereitungszeit: ca. 15 Minuten

4 Eiweiß
2 Eier
2 Scheiben Scheibletten-Käse
4 Scheiben Vollkorntoast
4 TL Frischkäse
4 Scheiben Geflügelwurst
oder 4 TL Marmelade

Das Eiweiß und die beiden Eier mit dem Mixer schaumig rühren. Nach Geschmack und Belieben würzen (ohne Salz). Bei mittlerer Hitze in der Bratpfanne abgedeckt stocken lassen, bis das Omelett fest geworden ist.
Zum Schluss das Omelett mit dem Scheibletten-Käse belegen und zusammenklappen. Dazu die Vollkorntoastscheiben mit Frischkäse bestreichen und je nach Geschmack mit Geflügelwurst belegen (oder mit Marmelade bestreichen).

Schinken-Käse-Schnitten

Für zwei Personen
Zubereitungszeit: ca. 5–10 Minuten

4 Scheiben Vollkorntoast
oder Dreikorntoast
1 Zwiebel
Schmelzkäse
40–50 g gekochter Schinken
2 Eidotter

Die Vollkorntoastscheiben (oder Dreikorntoastscheiben) goldbraun in der Pfanne oder im Toaster rösten. Die Zwiebel pellen, in feine Würfel schneiden und mit dem Schmelzkäse, dem in Würfel geschnittenen gekochten Schinken und den Eidottern verrühren. Die Käsecreme auf die Toasts streichen und im Backofen bei 250 °C überbacken.

MITTAGESSEN ... MITTAGESSEN ... MITTAGESSEN

Möhreneintopf

Für zwei Personen
Zubereitungszeit: ca. 35 Minuten

Die Möhren waschen, schaben und in Stifte schneiden. In der Pfanne andünsten und mit dem Fruchtzucker bestreuen, durchschwitzen lassen und mit der Brühe aufgießen. In der Zwischenzeit den Lauch waschen, in Ringe schneiden und zu den Möhren geben.
In einer anderen Pfanne das Tatar und das Rinderhack anbraten, mit Knoblauch und Tamari würzen und mit den Möhren vermischen.
Dazu passen Reis, Kartoffeln oder Nudeln.

300 g Möhren
1 TL Fruchtzucker
½ l Brühe (salzreduziert)
2 Stangen Lauch
150 g Tatar
150 g Rinderhack
eine Zehe Knoblauch
ein Schuss Tamari
50 g Reis, Kartoffeln oder Nudeln

Spaghetti mit Tomatensauce

Für zwei Personen
Zubereitungszeit: ca. 25 min.

Reichlich Wasser mit etwas salzfreier Gemüsebrühe (Menge des Gemüsebrühepulvers je nach Geschmack) würzen und die Spaghetti darin nach Packungsanleitung bissfest kochen. In der Zwischenzeit die pürierten Tomaten in einen Topf geben und erhitzen. Mit etwas Tomatenmark eindicken und mit salzfreier Gemüsebrühe (Pulver), Knoblauch, Basilikum, Oregano, Thymian, Pfeffer und einer Prise Fruchtzucker würzen.
Die Spaghetti abgießen, gut abtropfen lassen und auf zwei Teller geben. Die Sauce darauf geben und mit Parmesankäse bestreuen.

Salzfreie Gemüsebrühe
200 g Spaghetti
500 ml pürierte Tomaten (Tetra-Pak oder Dose)
Tomatenmark
Knoblauch
Basilikum, Oregano, Thymian, Pfeffer
eine Prise Fruchtzucker
2 TL Parmesan

Putenmedaillons auf Zuckerschoten

Für zwei Personen
Zubereitungszeit: ca. 30 Minuten

> 4 Putenmedaillons à 80 g
> 2 EL Weinbrand
> 400 g Zuckerschoten
> 1 Zwiebel
> Salzreduzierte Gemüsebrühe (Pulver)
> Schnittlauch

Die Putenmedaillons waschen, trockentupfen, in dem Weinbrand wenden und 30 Minuten darin marinieren. Die Zuckerschoten waschen, putzen und klein schneiden. Fleisch trockentupfen, würzen und etwa vier Minuten braten. Danach in Alufolie wickeln und warm stellen. Die Zwiebel in Würfel schneiden und in der Pfanne andünsten. Salzreduzierte Gemüsebrühe in einer Tasse Wasser auflösen und mit den Zuckerschoten hinzugeben. Zwiebeln und Zuckerschoten etwa fünf Minuten in der Gemüsebrühe dünsten. Abschließend eventuell mit etwas Schnittlauch abschmecken.

Fürs Büro zum Mitnehmen:

Thunfisch-Salat

Für zwei Personen
Zubereitungszeit: ca. 30 Minuten

> 1 Dose Thunfisch
> 1/2 Dose Mais
> 1/2 Paprikaschote
> Frische Champignons
> 50 g Vollkornreis
> 1 Tüte Joghurt-Light-Dressing
> Petersilie

Den Thunfisch in eigenem Saft auswaschen, damit das Salz ausgespült wird. Die Paprikaschote klein schneiden. Die Champignons putzen. Den Thunfisch, den Mais, den Paprika und die Pilze mit dem bereits gekochten Vollkornreis vermischen. Zum Schluss das Joghurt-Light-Dressing über den Reis geben und mit etwas Petersilie garnieren.

Gemüse-Reis-Salat

Für zwei Personen
Zubereitungszeit: ca. 35 Minuten

Den Reis in Wasser mit Gemüsebrühe gewürzt etwa 20 Minuten bissfest garen, abgießen, abtropfen und auskühlen lassen. Die Erbsen in ⅛ Liter Gemüsebrühe dünsten, dann in ein Sieb geben und abtropfen lassen. Die Paprikaschoten waschen entkernen und in Würfel schneiden. Die Mayonnaise, die Milch, den Essig, den Senf, einen Teelöffel salzreduziertes Gemüsebrühe-Pulver, etwas Pfeffer aus der Mühle und etwas Tamari vermengen und glatt rühren. Reis, Erbsen, Paprika in die Salatsauce unterziehen und 30 Minuten ziehen lassen.

> 150 g Reis
> salzreduzierte Gemüsebrühe
> 100 g Erbsen (Tiefkühlkost)
> ½ rote Paprika
> ½ gelbe Paprika
> 3 EL Mayonnaise
> 4 EL Milch
> 2 EL Essig
> 1 TL Senf
> 1 TL salzreduzierte Gemüsebrühe (Pulver)
> Pfeffer
> ein Schuss Tamari

Räucherlachs-Salat mit Frischkäsenocken

Für zwei Personen
Zubereitungszeit: ca. 25 Minuten

Den Räucherlachs in Streifen schneiden. Die Frühlingszwiebeln (oder die Zwiebel) in dünne Scheiben schneiden. Beides mit dem Blattsalat auf einem Teller (zum Mitnehmen in einem anderen entsprechenden Behälter) anrichten. Zwei Esslöffel Frischkäse mit dem Orangen- und Zitronensaft glatt rühren und pfeffern (eventuell mit Gemüsebrühepulver abschmecken). Salat mit dem Dressing beträufeln. Mit dem Teelöffel aus Frischkäse zwei Nocken formen und auf den Salat geben.

> 50 g Räucherlachs
> 2 Frühlingszwiebeln
> oder 1 kleine Zwiebel
> 100–150 g Blattsalat
> 3 EL fettarmer Frischkäse
> 1 EL Orangensaft
> 1 EL Zitronensaft
> Pfeffer, salzreduzierte Gemüsebrühe (Pulver)

ABENDESSEN ... ABENDESSEN ... ABENDESSEN

Zwiebelsuppe

Für zwei Personen
Zubereitungszeit: ca. 25 Minuten

Die Haushaltszwiebeln oder Frühlingszwiebeln schälen und in dünne Scheiben schneiden. Das Öl bei mittlerer Hitze erwärmen, die Zwiebeln zugeben und langsam unterrühren, glasig werden lassen. Die Brühe aufgießen und etwa zehn Minuten köcheln lassen, dann den Weißwein einrühren. Danach mit Pfeffer und salzfreier Gemüsebrühe abschmecken.
Sollte das Mittagessen etwas zu kurz gekommen sein, kann eine Scheibe geröstetes Toastbrot in die Suppe gegeben und mit Scheibletten-Käse überbacken werden.

ca. 400 g Haushaltszwiebeln oder Frühlingszwiebeln
1 EL Öl
½ l salzfreie Gemüsebrühe
125 ml trockener Weißwein
Pfeffer, salzfreie Gemüsebrühe (Pulver)

Bohnen-Tomaten-Topf

Für zwei Personen
Zubereitungszeit: ca. 25 Minuten

Zunächst den Lauch waschen, in Ringe schneiden und die Tomaten achteln. Nun die Knoblauchzehe schälen, zerkleinern und in einem Topf mit dem Öl andünsten.
Die weißen Bohnen aus der Dose abgießen und mit den Lauchringen und den Tomaten in den Topf geben und kurz andünsten. Die Brühe dazugeben und die Suppe etwa fünf Minuten kochen lassen. Den Lachsschinken in Streifen schneiden und kurz vor dem Servieren in die nicht mehr kochende Suppe rühren.

1 Stange Lauch
8 Tomaten
1 Knoblauchzehe
1 EL Öl
150–200 g dicke, weiße Bohnen (aus der Dose)
¾ l salzfreie Gemüsebrühe
100 g Lachsschinken (bis 5 % Fett)

Legen Sie das Buch nun bis zum nächsten Termin beiseite. Versuchen Sie den Ernährungsplan so gut wie möglich in Ihren Alltag einzubauen. Sollte das einmal nicht bis ins kleinste Detail funktionieren, machen Sie sich keine Gedanken. Einzelne Ausrutscher gibt es immer wieder, und sie sind vollkommen normal. Setzen Sie sich nicht unnötig unter Druck und verzeihen Sie sich kleine Missgeschicke!

DRITTES THEMA

Täglich 2,5 bis 3,5 Liter Flüssigkeitsaufnahme

Wiederholen Sie auch diesmal wieder zunächst das vorherige Thema, indem Sie den Inhalt noch einmal lesen. Wenn Sie es geschafft haben, die neu gewonnenen Erkenntnisse über Nahrungsmittel mit Ihrem Ernährungsplan abzustimmen, klopfen Sie sich auf die Schulter und machen so weiter. Sie sind auf dem besten Weg zu einer schlanken Figur, für immer!

Die Entschlackung

Nun zum heutigen Thema: Haben Sie eine Idee, warum man so viel trinken sollte? Wenn Sie auf Entschlackung tippen, geht die Antwort in die richtige Richtung.
Von Entschlackung oder Entgiftung hat jeder schon einmal etwas gehört. Die wenigsten wissen jedoch, worum es hier geht und vor allem wo die Entschlackung stattfindet. Was ist Schlacke überhaupt? Ist das irgendeine merkwürdige trübe Flüssigkeit, die unseren Körper schädigt? Um diese Fragen zu klären, schauen wir uns den Weg der Verdauung einmal etwas näher an.

Unser Verdauungssystem

Angenommen, Sie beißen in einen Apfel und haben ein Stück davon im Mund. Bereits hier beginnt die Verdauung, denn im Speichel sind Enzyme enthalten, die die Kohlenhydrate aufspalten. Schlucken Sie den Bissen hinunter, gelangt er über die Speiseröhre mittels fortdauernder Wellenbewegungen in den Magen.
Hier wird der Speisebrei permanent durchgeknetet und mit weiteren Enzymen aus dem Magensaft angereichert. Die Nährstoffe (vor allem

Die Verdauung beginnt schon im Mund.

Eiweiße) werden so weit vorbereitet, dass sie vom Darm aufgenommen werden können.

Portionsweise wird der Speisebrei dann in den Dünndarm abgegeben. Hier werden wiederum Verdauungsenzyme zugesetzt und die Nährstoffe sowie Vitalstoffe – leider auch bestimmte Giftstoffe (siehe nächster Abschnitt) – aufgenommen. Die eben aufgezählten Stoffe passieren die Darmwand und befinden sich erst einmal in der Blutbahn, wo sie nun zu ihrem Bestimmungsort im Körper transportiert werden.

Die Aufnahme von Giftstoffen

Mit der Umweltverschmutzung geht eine erhöhte Belastung unseres Körpers einher.

Leider nehmen wir Menschen permanent Giftstoffe auf: Nicht nur über den Verdauungsweg, auch über die Atemluft (zum Beispiel Zigarettenrauch, Abgase, Substanzen aus Teppichen und Möbeln) und die Haut (Substanzen beispielsweise aus Kosmetik, Duschgels oder Kleiderfarben) gelangen giftige Stoffe in unseren Organismus.

Steigen wir an dieser Stelle etwas tiefer in die Materie der Gifte ein: Was sind denn überhaupt Giftstoffe? Und wie wirken sie?

Gifte sind für unseren Organismus alle körperfremden Stoffe, die unschädlich gemacht oder ausgeschieden werden müssen, bevor sie selbst Schaden anrichten können. In den letzten Jahrzehnten ist durch die fortschreitende Industrialisierung und Umweltverschmutzung eine ungeheure zusätzliche Belastung aufgekommen, wodurch die Problematik entscheidend verschärft wird. Ein deutliches Anzeichen für die stetig steigende Menge an Giftstoffen in unserer Umwelt ist die Verbreitung von Erkrankungen der gesamten Verdauungsorgane. Ein gesund arbeitender Verdauungsapparat ist heute schon die Ausnahme, mehr oder minder schwere Störungen dagegen sind die Regel.

Was Giftstoffe mit dem Abnehmen zu tun haben

Bis vor einigen Jahrzehnten wussten die Menschen noch relativ wenig über grundsätzliche ernährungswissenschaftliche Fragen. So belastete in erster Linie noch eine schlicht gesagt falsche Ernährung unseren Verdauungstrakt durch zu viel, zu fettes und zu unausgewogenes Essen. Heute wissen wir zwar mehr über gesunde Ernährung, aber Unmengen an chemisch-synthetischen Stoffen strömen auf uns ein, die unseren gesamten Körper verschmutzen (kontaminieren) und schädigen. Viele Schädigungen gehen von Zusatzstoffen industriell hergestellter Lebensmittel, Pflanzenschutzmitteln (Insektizide, Fungizide, Pestizide), Schwermetallen (wie Blei oder Cadmium) aus, die als Teil der globalen Umweltverschmutzung durch die Atmung oder als Rückstände in unserer Nahrung mit unserm Stoffwechsel in Berührung kommen.

Welches Ausmaß die Vergiftung des Menschen bereits angenommen hat, zeigt eine beunruhigende Zahl: Fachleute schätzen, dass weltweit 500 Millionen Menschen erkranken, weil sie akut oder chronisch mit synthetischen Substanzen über das Verdauungssystem kontaminiert werden. Zu den Giftstoffen, die von außen in unseren Körper gelangen kommen noch Giftstoffe hinzu, die unser Körper bei verschiedenen Stoffwechselvorgängen selbst produziert. Ein Beispiel ist der Stickstoff, der beim Abbau von Eiweißen entsteht. Dieser wird in Form von Harnstoff über den Urin aus dem Organismus ausgeschieden.

Man schätzt, dass etwa 500 Millionen Menschen weltweit erkranken, weil sie einer zu hohen Giftstoffkonzentration ausgesetzt sind.

Wie Sie sich vorstellen können, müssen nach Möglichkeit alle Giftstoffe so schnell wie möglich aus dem Körper wieder heraus, damit sie sich nicht anreichern und Krankheiten oder Zellschädigungen verursachen können. Eines der Organe, die den Körper entgiften, ist die Niere. Sie filtert das gesamte Blut, entfernt dabei Giftstoffe und regelt den Wassergehalt sowie den Mineralstoffgehalt im Blut. Dabei durchströmen täglich etwa 1600 Liter Blut die Nieren. Der Trägerstoff, auf den die beiden Nieren die Giftstoffe aufladen, um sie abzutransportieren, ist die Flüssigkeit, die wir zu uns nehmen. Sie müssen sich das wie auf einer Baustelle vorstellen: Da ist ein Baggerfahrer, der mit seinem Bagger Sand auf einen LKW verlädt, und dieser entsorgt dann den Sand. Der Sand ist das Gift, der LKW stellt die Flüssigkeit in unserem Körper, also das Transportmittel, dar, und unsere Niere ist der Bagger.

Jeden Tag verlieren Sie große Mengen an Flüssigkeit vor allem über den Schweiß, über den Wasserdampf in Ihrem Atem und über den Urin. Sollten Sie weniger als 2,5 bis 3,5 Liter Flüssigkeit am Tag zu sich nehmen, bleibt nur sehr wenig Substanz übrig, auf die Giftstoffe aufgeladen werden können. Die Entgiftung läuft dann auf sehr niedrigem Niveau. Ein Anzeichen dafür ist stark gelblich gefärbter Urin. Ist das der Fall, muss Ihr

Körper sparsam mit Flüssigkeit umgehen, da zu wenig davon vorhanden ist. Die Nieren haben zu wenig Trägersubstanz, auf die sie die Giftstoffe aufladen und abtransportieren können. Also werden sie so viel Gifte wie möglich auf geringe Mengen Flüssigkeit packen. Das verursacht die intensive Gelbfärbung des Urins. Eine gut funktionierende Entgiftung ist somit nicht gewährleistet, denn nur ein Teil der Giftstoffe kann auf diesem Weg den Organismus verlassen.

Ziehen Sie wieder den Vergleich mit der Baustelle heran: Der Baggerfahrer (Nieren) stellt auf einmal fest, dass kein LKW (Flüssigkeit zum Abtransport) mehr kommt, auf den er den Sand (Giftstoffe) laden kann. So fleißig der Baggerfahrer auch arbeiten möchte, er kann den Sand nicht abtransportieren, wenn das Transportmittel fehlt, und der Sand bleibt auf diese Weise dort, wo er ist. Dass hierbei über kurz oder lang Probleme entstehen, ist leicht ersichtlich. Die Folge von zu geringer Flüssigkeitsaufnahme wäre also, dass sich im Lauf der Zeit Giftstoffe im Körper anreichern und letztendlich zu schweren Krankheiten führen.

Doch es gibt ein weiteres Organ, das entgiften kann: die Leber. Auch sie baut Giftstoffe ab und beugt damit einer langsamen Vergiftung vor. Das Problem der Entgiftung wäre somit gelöst, ein anderes entsteht jedoch. Neben dem Abbau von Giften finden eine ganze Reihe von Stoffwechselvorgängen in unserer Leber statt. Die für uns relevante Hauptaufgabe der Leber ist ihre Funktion für die Fettverbrennung.

Je mehr die Leber an Entgiftungsarbeit leisten muss, desto weniger Fett kann abgebaut werden.

Der Zusammenhang zwischen ausreichender Flüssigkeitsaufnahme und dem Abnehmen wird nun verständlicher. Bei zu geringer Flüssigkeitsaufnahme können die Nieren, wie gesagt, den Organismus nicht ausreichend entgiften. Die Leber hilft, damit sich keine Giftstoffe im Körper anreichern. Wenn die Leber jedoch fast ausschließlich mit der Entgiftung beschäftigt ist, kann sie ihrer für uns wichtigen Aufgabe – **dem Abbau von Fett** – nur in sehr geringem Maß nachkommen. Sie selber können auch nicht gleichzeitig aufmerksam Auto fahren und dabei interessiert ein Buch lesen. Ein gut funktionierender Fettstoffwechsel ist daher nur durch ausreichende Flüssigkeitsaufnahme zu erreichen.

Trinken Sie also jeden Tag 2,5 bis 3,5 Liter, und Ihre Nieren werden wunderbare Entgiftungsarbeit leisten. Ihre Leber kann sich voll und ganz dem Abbau von Fett widmen. Ich glaube, das ist der Grund, warum Sie dieses Buch lesen. Sie wollen Fett verlieren. Geben Sie Ihrem Körper und dessen

Biologie auch die Möglichkeit dazu. Wenn Sie zu wenig trinken, fordern Sie genau das Gegenteil heraus. Sie hindern Ihren Körper daran, Fett zu verbrennen.

Darum vergegenwärtigen Sie sich folgenden Leitsatz:

> Wer viel trinkt, nimmt auch viel ab!

Wer täglich weniger als 2,5 Liter trinkt, schränkt aus den eben genannten Gründen seine Fettverbrennung und damit seine Gewichtsabnahme ein.

Wie Sie es schaffen, so viel zu trinken

Trinken Sie nicht immer nur Wasser. Aufgrund des neutralen Geschmacks werden Sie sich schon nach kurzer Zeit überwinden müssen, solch große Mengen davon zu trinken. Sie sollten für sich herausfinden, welche Getränke mit intensiverem Geschmack Ihren Vorlieben am nächsten kommen. Probieren Sie Fruchtsaftschorlen aus verschiedenen Säften ($1/3$ Saft mit 100 Prozent Fruchtgehalt und $2/3$ Wasser mit oder ohne Kohlensäure) und unterschiedliche Tees (kalt oder warm mit Süßstoff oder Fruchtzucker gesüßt und Zitronensaft abgeschmeckt). Auch Wasser können Sie mit etwas Zitronensaft geschmacklich »aufpeppen«. Wechseln Sie ständig Ihre Getränke, damit Ihr neues Lieblingsgetränk nicht zu schnell langweilig wird und sich Ihre Geschmacksnerven nie an eine Geschmacksrichtung gewöhnen können. Zusätzlich zu diesen Getränken können Sie problemlos zwischendurch immer wieder Wasser trinken. Finden Sie Getränke, die Ihnen gut schmecken, und variieren Sie sie!

Ihre Geschmacksnerven brauchen Abwechslung!

Neben der geschmacklichen Variation ist auch die Vorbereitung wichtig. Wenn Sie mit gutem Vorsatz morgens in die Arbeit fahren und sich vorgenommen haben, viel zu trinken, wird Ihnen dies schwer fallen, wenn Sie feststellen, dass Sie kein Getränk dabei haben und auch nichts mehr besorgen können. Setzen Sie sich einfach ein Ziel, und nehmen Sie die entsprechende Menge an Getränken mit. Die meisten Menschen trinken deshalb zu wenig, weil bei Bedarf keine Getränke parat stehen. Getränke müssen ab jetzt jedoch Ihre ständigen Begleiter sein! Bereiten Sie entsprechend vor und nehmen sich Ihre Getränke mit, damit Sie immer die Möglichkeit haben, mit Genuss etwas zu trinken.

Ein hilfreicher Trick

Sie haben alles perfekt vorbereitet und zwei Liter Ihres Lieblingstees zur Arbeit mitgenommen, stellen aber abends fest, dass Sie fast nichts davon getrunken haben. Was ist schief gelaufen? Hier gibt es mehrere Möglichkeiten. Vielleicht haben Sie einfach vergessen, etwas zu trinken. In diesem Fall müssen die Getränke so platziert werden, dass sie Ihnen immer ins Auge fallen. Sollten Sie an einem Computer arbeiten, stellen Sie Ihre Teekanne mit der Tasse neben Ihre Tastatur. Sie werden sehen, wie schnell die Kanne geleert ist.

Nutzen Sie Ihr Unterbewusstsein, um das Trinken nicht zu vergessen.

Eine Kundin von mir ist Arzthelferin und hat genau das eben geschilderte Problem. Selbst das Getränk direkt am Arbeitsplatz war keine Lösung. Zusammen haben wir eine Handlung in Ihrem Arbeitsablauf gesucht, die in kurzen Zeitabständen immer wiederkehrt. Diese Handlung war das permanente Verlassen und Zurückkehren an Ihren Schreibtisch. Also haben wir das Trinken an das Hinsetzen und Aufstehen gekoppelt. An den ersten Tagen musste die Kundin sich immer daran erinnern: Hinsetzen und Aufstehen bedeuten immer etwas trinken. Diese Verknüpfung von Handlungen ist dann im Lauf der Zeit ins Unterbewusstsein übergegangen und wurde schnell zur Selbstverständlichkeit.

Auch ein weiteres Beispiel aus dem Alltag verdeutlicht diesen Zusammenhang: Beim Autofahren blinken Sie immer je nachdem, in welche Richtung Sie fahren möchten. In der Fahrschule haben Sie diesen Vorgang oft noch bewusst durchgeführt, denn das Unterbewusstsein hatte zu diesem Zeitpunkt Abbiegen und Blinken noch nicht verknüpft. Heut denkt niemand mehr von Ihnen: »Oh, ich möchte jetzt abbiegen, also muss ich blinken!« Das Blinken geschieht wie von selbst, weil Ihr Unterbewusstsein Blinken und Abbiegen verknüpft hat. So muss sich Ihr Bewusstsein nicht mehr damit beschäftigen und kann sich anderen Dingen widmen.

Wenn Sie vor dem Essen etwas trinken, setzt das Sättigungsgefühl schneller ein.

Bei einer anderen Kundin habe ich das Trinken an die Mahlzeiten gekoppelt. Zu oder vor jedem Essen hat diese Kundin nun 0,3 bis 0,5 Liter Fruchtsaftschorle getrunken. Zusammengenommen hat diese Kundin aufgrund der fünf Mahlzeiten bis zu 2,5 Liter Flüssigkeit zu sich genommen. Durch die aufgenommene Flüssigkeit stellt sich zudem rascher ein Sättigungsgefühl ein. Die Verdauung wird dadurch nicht beeinträchtigt, im Gegenteil. Probieren Sie es aus und Sie werden merken wie gut Ihnen das Trinken vor oder zum Essen bekommt. Mit etwas Flüssigkeit zwischen den Mahlzeiten zusätzlich kommen Sie dann schnell auf die ausreichende Menge an Flüssigkeit jeden Tag. Versuchen Sie diesen Trick zu übernehmen:

> Suchen Sie Regelmäßigkeiten in Ihrem Tagesablauf, und koppeln Sie Ihre Trinkgewohnheiten daran.

In kürzester Zeit werden Sie Unmengen von Flüssigkeit zu sich nehmen und Ihr Fettstoffwechsel wird auf Hochtouren laufen. Bitte erwarten Sie aber nicht, dass Sie es schaffen, von heute auf morgen Ihre Trinkgewohnheiten von vielleicht 0,5 Liter auf das Sechsfache zu steigern. Das dauert ein paar Tage, vielleicht auch ein bis zwei Wochen. Wichtig ist nur, dass Sie sich allmählich daran gewöhnen.

Sollten Sie dabei trotz aller Maßnahmen Schwierigkeiten haben, sehen Sie jeden Schluck, den Sie zu sich nehmen, als eine Art »Medizin« an, die Ihnen beim Abnehmen hilft. Versuchen Sie sich das jedes Mal beim Trinken vorzusagen! Was glauben Sie, wie erfolgreich eine Pille wäre, die keine Nebenwirkungen hätte, günstig wäre und Ihnen beim Abnehmen helfen würde? Ich glaube, diese Pille würde millionenfach verkauft werden. Diese Pille gibt es zum jetzigen Zeitpunkt nicht, aber das Trinken von täglich 2,5 bis 3,5 Litern hat genau dieselben positiven Eigenschaften.

Die »Wundermedizin« fürs Abnehmen: viel trinken.

Natürlich müssen Sie bei der hohen Flüssigkeitsaufnahme auch öfter auf die Toilette gehen. Sehen Sie das aber bitte nicht als Hinderungsgrund für reichliches Trinken an. Ihr Körper muss sich erst daran gewöhnen und sich umstellen. Nach einiger Zeit werden sich die Toilettengänge auf Normalwerte reduzieren, denn Ihre Blasengröße passt sich den neuen Gegebenheiten an.

Verzichten Sie nach Möglichkeit auf Alkohol!

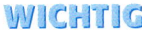

Exkurs: Sinn und Unsinn von Nahrungsergänzungsmitteln und schlankheitsfördernden Produkten

Die Einnahme von schlankheitsfördernden Medikamenten ist meist mit einem nicht zu unterschätzenden Risiko verbunden.

Vielleicht haben Sie sich mit dem Thema Nahrungsergänzungsmittel oder schlankheitsfördernde Produkte schon etwas näher beschäftigt. In den meisten Fällen ist es aber leider so, dass die wenigsten Leute darüber ausreichend informiert sind. Der Aufklärungsbedarf ist enorm, denn es darf aus verbraucherschutzrechtlichen Gründen keine Werbung für diese Produkte gemacht werden. Ich möchte hier ausdrücklich betonen und darauf hinweisen, dass die Informationen bezüglich jeglicher Nahrungsergänzungsmittel nicht als Anleitung oder Befürwortung zur Einnahme dieser Mittel zu sehen ist. Mein Anliegen ist es lediglich, darüber aufzuklären. Daher wird keine Haftung für die Anwendung dieser Produkte übernommen. Sollten Sie es in Betracht ziehen, Nahrungsergänzungsmittel zu nehmen, rate ich Ihnen, sich mit Ihrem Arzt über dieses Thema zu unterhalten und beraten zu lassen. Ich persönlich kann Ihnen von den mir bekannten Medikamenten aus dem Bereich der Gewichtsreduktion nichts Positives berichten. Appetitzügelnde oder entwässernde Medikamente haben nichts mit sinnvoller Nahrungsergänzung zu tun. Die meisten Medikamente aus dem Bereich der Gewichtsreduktion sind apotheken- und rezeptpflichtig, meist nicht ohne Grund.

Fatburner

Als Fatburner werden die Stoffe bezeichnet, die den Abbau von Fett verstärken. Die meisten dieser Stoffe sind vitaminähnliche Substanzen (wie zum Beispiel Inositol und Cholin), die sich an Fettzellen anlagern, in sie eindringen und dort den Fettstoffwechsel auf natürliche Weise beschleunigen. Diese Stoffe machen es möglich, dass das Fett aus den Zellen schneller und einfacher gelöst werden kann.
Fett ist leider ein sehr stabiler und träger Stoff, weswegen unser Körper Probleme damit hat, Fett schnell aus den Zellen zu lösen. Ein Fatburner unterstützt den Körper dabei, Fett abzubauen, und beschleunigt somit die Fettverbrennung. Sinn machen Fatburner jedoch nur bei intensiver sportlicher Belastung im fettverbrennenden Bereich. Dazu mehr beim Thema Sport und Ernährung ab Seite 119.

Chitosan

Chitosan ist ein in der Natur vorkommender Ballaststoff, der aus Krebsschalen gewonnen wird. Präparate mit diesem Wirkstoff wurden in Japan entwickelt und sind dort schon seit vielen Jahren der Renner. Dort ist Chitosan vielen fettreichen Lebensmitteln bereits beigefügt, um sie indirekt fettarm zu machen.

Auch natürliche Stoffe wie Chitosan sind bei andauernder Einnahme nicht ungefährlich.

Chitosan hat die Eigenschaft, Fett an sich zu binden, es chemisch zu verändern und damit seine Aufnahme im Darm zu verhindern.

Das ist aber noch nicht alles, denn dieser Wirkstoff erleichtert auch den Fettabbau im Körper und hemmt gleichzeitig die Umwandlung von Kohlenhydraten in Fettgewebe. Diese Eigenschaften sind jedoch noch nicht nachgewiesen. Beobachtungen aus der Praxis deuten aber darauf hin.

Chitosan bewirkt also Folgendes:

1. Die Aufnahme von Fett im Darm wird blockiert.
2. Die Fettverbrennung wird unterstützt.
3. Die Umwandlung von Kohlenhydraten in Körperfett wird gehemmt. Wie bereits erwähnt, ist dieser Punkt wissenschaftlich nicht bewiesen.

Man darf trotz der Möglichkeiten dieses Produkts nicht glauben, dass es sich hier um ein Wundermittel handelt. Einen deutlichen Erfolg erzielt man auch hierbei nur, wenn man an seinen Ernährungsgewohnheiten arbeitet. Die Nahrungsmittel dürfen nur wenig Fett enthalten, sonst verpufft die Wirkung.

Für eine ständige Einnahme ist das Mittel aber völlig ungeeignet!

Wie schon angesprochen, wird durch die Einnahme von Chitosan die Aufnahme von Fett gehemmt. Doch unser Körper benötigt unbedingt verschiedene pflanzliche Fette für bestimmte Prozesse und biochemische Abläufe. Bei einer ständigen Einnahme von Chitosan fehlt dem Körper die ausreichende Menge an pflanzlichen Fetten, und Mangelerscheinungen können auftreten. Aus diesem Grund soll Chitosan schon bald als Medikament ausgewiesen werden und ist wohl in Kürze nicht mehr als Nahrungsergänzungsmittel in Deutschland erhältlich. Möglicherweise ist das schon der Fall, wenn Sie dieses Buch lesen.

L-Tyrosin

L-Tyrosin kann Laune machen.

L-Tyrosin ist eine Aminosäure, also ein Grundbaustein, aus dem das Eiweiß aufgebaut ist. Diese Aminosäure wirkt speziell auf unser Nervensystem und beeinflusst hauptsächlich unsere Stimmungslage. Ein erhöhter L-Tyrosin-Spiegel sorgt deshalb für Wohlbefinden, erhöhte körperliche und geistige Ausdauer und hilft, Ermüdungs- oder Erschöpfungserscheinungen vorzubeugen. L-Tyrosin kann Sie beim Abnehmen unterstützen, denn hier kommt es häufig zu einem Mangel an L-Tyrosin, verbunden mit Heißhunger, schlechter Laune, Antriebs- und Lustlosigkeit, Konzentrationsschwäche und einem generellen Verlust der körperlichen und geistigen Leistungsfähigkeit. Dies sind alles Umstände, die einem den Spaß am Abnehmen schnell nehmen können.

Fragen Sie Ihren Arzt, ob die zusätzliche Einnahme eines L-Tyrosin-Präparats für Sie Sinn macht. Von einer unkontrollierten Einnahme ist unbedingt abzuraten!

L-Carnitin

Über den Sinn und Unsinn von L-Carnitin als schlankheitsfördernde Substanz streiten sich selbst die Wissenschaftler.

Das körpereigene Carnitin ist eigentlich keine echte Aminosäure, sondern eine Verbindung aus den beiden Aminosäuren Lysin und Methionin. Unser Körper kann diese Verbindung in der Leber selber synthetisieren. Carnitin hat eine große Bedeutung im Fettstoffwechsel, weil es Körperfett aus seinen Depots in den Fettzellen zur Verbrennung in die Mitochondrien der Zellen transportiert. Mitochondrien sind die so genannten Kraftwerke der Zellen. Darüber hinaus reinigt Carnitin die Mitochondrien auch von organischen Säuren, die als Schlacken entstehen und somit die Fettverbrennung stören.

Übergewichtige Menschen haben meist eine sehr geringe Carnitinkonzentration im Blut und im Gewebe. Das gilt übrigens auch für Menschen, die unter starkem Stress stehen. Bei Stress werden nämlich die Rohstoffe Lysin und Methionin für die Bildung von Stresshormonen verwendet. Auf diese Weise fehlt dem Körper Carnitin – und es entsteht der so genannte »Stress- und Kummerspeck«, weil das überschüssige Fett nicht aus den Fettzellen in die Mitochondrien transportiert wird.

L-Carnitin gehört jedoch zu den umstrittensten Nahrungsergänzungsmitteln. Der erhöhte Fettabbau durch L-Carnitinzufuhr von außen konnte nur im Labor, nicht aber am Menschen nachgewiesen werden. Ein gesunder Mensch ist auf die Zufuhr von L-Carnitin nicht angewiesen, da er es selbst nach Bedarf produziert. Entgegen mancher Behauptungen führt die zusätzliche Mehraufnahme von Carnitin nicht zu einer entsprechenden Steigerung des Fettabbaus. Als ein Wundermittel gegen Fettpolster kann es also nicht angesehen werden. Nur bei bestimmten Erkrankungen und einem Carnitin-Mangel können physiologische Dosierungen, die jedoch auf jeden Fall mit einem Arzt abgesprochen werden müssen, nützlich sein.

Neue Rezepte

FRÜHSTÜCK ... FRÜHSTÜCK ... FRÜHSTÜCK

Reiskuchen mit Banane

Für zwei Personen
Zubereitungszeit: ca. 50 Minuten

Den Reis kochen und abkühlen lassen. Die Eidotter und vier Eiweiß, den Magerquark, den Süßstoff und das Backaroma unter den Reis mengen. Die Masse in eine ausgelegte Kastenform geben und mit Alufolie abdecken. Im Backofen bei 225 °C etwa 40 Minuten backen. Dabei sollte die Kastenform die ganze Zeit mit der Alufolie bedeckt sein.

> 250 g weißer Reis
> 2 Eidotter
> 4 Eiweiß
> 125 g Magerquark
> flüssiger Süßstoff oder 2 EL Fruchtzucker je nach Geschmack und Produkt
> 1 Backaroma (je nach Geschmack z. B. Rum- oder Vanillearoma)

Je nach geschmacklichen Vorlieben können auch andere Obstsorten genommen werden wie Äpfel mit Rosinen oder Zimt und Sauerkirschen.

TIPP

MITTAGESSEN ... MITTAGESSEN ... MITTAGESSEN

Vollkorntortellini

Für zwei Personen
Zubereitungszeit: ca. 20 Minuten

Die Tortellini nach Packungsangabe kochen. Den Schmelz- und Frischkäse in der Milch auflösen und mit der Gemüsebrühe, dem Knoblauch und den italienischen Kräutern würzen. Die Putenbrust in Streifen chneiden, anbraten und in die Sauce geben.

> 60 Tortellini (mit Gemüsefüllung)
> 1 Ecke »Du darfst«-Schmelzkäse
> 50 g fettarmer Frischkäse
> etwas Milch
> salzfreie Gemüsebrühe (Pulver)
> eine Zehe Knoblauch
> italienische Kräuter (Tiefkühlpackung oder getrocknet)
> 100 g Putenbrust

Bunte Nudelpfanne

Für zwei Personen
Zubereitungszeit: ca. 35 Minuten

Die Soja-Spiral-Nudeln in reichlich Gemüsebrühe nach Packungsangabe kochen. Den Mais in ein Sieb geben und mit Wasser abspülen. Die Rindersalami und den Putenschinken klein schneiden. Nun die Pflanzencreme erhitzen und die Nudeln darin anbraten. Den Mais, die Rindersalami und den Putenschinken zugeben und untermischen. Das Ei und die beiden Eiweiß mit der Milch verquirlen und mit der Gemüsebrühe, Pfeffer und Paprika würzen, dann über die Nudelpfanne gießen und bei schwacher Hitze etwa 15 Minuten stocken lassen.

> 100 g Soja-Spiral-Nudeln
> etwas salzfreie Gemüsebrühe
> 1 kleine Dose Maiskörner
> 100 g Rindersalami
> 100 g Putenschinken
> etwas Pflanzencreme (am besten von Becel)
> 1 Ei
> 2 Eiweiß
> ½ l Milch
> salzreduzierte Gemüsebrühe (Pulver)
> Pfeffer, Paprika

ABENDESSEN ... ABENDESSEN ... ABENDESSEN

Linsen-Paprika-Salat

Für zwei Personen
Zubereitungszeit: ca. 15 Minuten

Die Linsen in der Gemüsebrühe nach Packungsangabe garen. Die Salatgurke und die Paprika klein schneiden. Für die Marinade das Olivenöl, den Essig, den Apfelsaft, die durchgepresste Knoblauchzehe mit etwas Cayennepfeffer (VORSICHT!!!) verrühren. Mit den abgetropften Linsen, dem Gemüse und den gehackten Kräutern mischen.

> 80 g rote Linsen
> salzfreie Gemüsebrühe
> 300 g Salatgurke
> 2 Paprika
> 2 TL Olivenöl
> 2 EL Essig (am besten Balsamico)
> 4 EL Apfelsaft
> 1 Knoblauchzehe
> Cayennepfeffer
> 4 EL gehackte Kräuter (Basilikum, Petersilie)

Rührei mit Tomaten und Käse

Für zwei Personen
Zubereitungszeit: ca. 15 Minuten

Die Fleischtomaten mit kochendem Wasser überbrühen, häuten, achteln, entkernen und von den grünen Stängelansätzen befreien. Die Zwiebel schälen und fein würfeln. In der Pfanne glasig braten. Die Paprikaschote waschen, putzen und in Streifen schneiden. Den Gouda sehr fein würfeln. Die Eier mit dem Mineralwasser verquirlen, mit Paprika, Pfeffer und salzfreier Gemüsebrühe würzen, mit den Paprikastreifen vermischen.
Das Ganze in die Pfanne gießen und mit einem Holzspatel einmal kräftig durchrühren. Sobald die Unterseite leicht gestockt ist, die Tomatenachtel in die Pfanne geben und noch ein- bis zweimal durchrühren.

> 4 Fleischtomaten
> 1 kleine Zwiebel
> 2 Paprikaschoten
> 2 Scheiben fettarmer Gouda
> (ca. 30 g)
> 3 kleine Eier
> 4 EL Mineralwasser
> Paprika, Pfeffer, salzfreie Gemüsebrühe (Pulver)

Filettopf mit Zuckerschoten

Für zwei Personen
Zubereitungszeit: ca. 20 Minuten

Das Schweinefilet in dünne Scheiben schneiden und kurz anbraten. Die geputzten Zuckerschoten und die Kichererbsen zugeben, die Gemüsebrühe angießen, alles fünf bis sechs Minuten köcheln lassen. Eventuell Sojabohnensprossen zugeben, dann mit dem Orangen- und Zitronensaft und etwas Sambal Oelek und Gemüsebrühepulver abschmecken.

> 160–200 g Schweinefilet
> 200 g Zuckerschoten
> 100 g Kichererbsen (aus dem Glas oder Dose)
> 250 ml salzreduzierte Gemüsebrühe
> 20 g Sojabohnensprossen
> 4 EL Orangensaft
> 8 EL Zitronensaft
> Sambal Oelek, salzfreies Gemüsebrühepulver

Nächste Woche erfahren Sie, welche Vorteile eine salzreduzierte Ernährung mit sich bringt. Bis dahin wünsche ich Ihnen viel Spaß mit den neuen Rezepten!

VIERTES THEMA

Die Vorteile salzreduzierter Ernährung

Allgemeines zum Salz

Unser aktuelles Thema betrifft das Salz. Zu Beginn möchte ich Ihnen zunächst ein paar ganz allgemeine Dinge über das Salz erläutern, damit Sie wissen, womit Sie es hier überhaupt zu tun haben.
Chemisch gesehen ist Salz, egal ob Meersalz, Steinsalz oder Siedesalz, einfach aus zwei Elementen – nämlich Natrium und Chlor – zusammengesetzt und heißt in der Fachsprache daher Natriumchlorid (NaCl). Salz ist also kein besonders komplizierter oder auffälliger Stoff und doch brauchen wir ihn, um am Leben zu bleiben.
Der Grund dafür ist, dass sich das Leben aus dem Meer entwickelt hat, dessen relativer Salzgehalt etwa 3,5 Prozent beträgt. Die im Meer entwickelten Zellen wurden von dieser relativ hohen Salzkonzentration abhängig und sind es bis heute noch.
Ein Beweis dafür ist das menschliche Blut – es entspricht der relativen Salzkonzentration des Meerwassers. Salz ist an einer ganzen Reihe von biochemischen Prozessen im menschlichen Körper beteiligt und absolut lebensnotwendig. Unser Körper verbraucht ununterbrochen Salz, das wir ihm dann auch wieder zuführen müssen. Jedoch machen wir Menschen, besonders die Mitteleuropäer und Amerikaner, bei der Salzzufuhr einen entscheidenden Fehler: Wir nehmen zu viel Salz zu uns!

Salz ist ein wichtiger Bestandteil unserer Ernährung, überdosiert jedoch hat es fatale Folgen.

Woher der immense Salzkonsum kommt

Die meisten Menschen in Deutschland übertreiben den Salzgenuss erheblich. Laut verschiedenen wissenschaftlichen Studien benötigt der Mensch ungefähr vier bis fünf Gramm Salz pro Tag, um seinen Bedarf zu decken. Der tatsächliche Verbrauch liegt aber täglich bei etwa 17–20 Gramm pro

Person und Tag. Wir nehmen also im Durchschnitt fast fünfmal zu viel Salz zu uns.

Woher dieser übermäßige Salzkonsum kommt, ist einfach zu erklären. Schon im Mittelalter hat man festgestellt, dass gesalzenes Brot viel später verdirbt als ungesalzenes. Diesen konservierenden Effekt hat man dann auf fast alle Lebensmittel übertragen. So ist Salz zu »dem« Konservierungsmittel schlechthin geworden. Die Geschmacksnerven der Verbraucher haben sich im Lauf der Zeit auf diesen Geschmack eingestellt. Mit der Folge, dass in unseren Köpfen und geschmacklichen Vorlieben ein Satz immer wiederkehrt: Alles, was gesalzen ist, schmeckt gut! So sind wir dann auch erzogen worden: Tomaten isst man mit Salz, Eier isst man mit Salz, Kartoffeln kocht man in Salzwasser. Diese Aufzählung könnte ich unendlich fortführen. Wir versalzen uns also nicht nur die Suppe, sondern unser ganzes Leben. Dieses Unterfangen hat für unseren Organismus teilweise bedenkliche Auswirkungen.

Salz und seine Wasser speichernde Funktion

Der in den westlichen Industrieländern alltägliche Salzkonsum führt zu immensen Wassereinlagerungen.

Zunächst möchte ich auf die Wasser speichernde Funktion des Salzes eingehen und aufzeigen, welche Probleme dabei entstehen beziehungsweise warum es äußerst schwer ist, mit salzreicher Ernährung abzunehmen.

Die Abbildung zeigt, dass im Unterhautgewebe eine Schicht vorhanden ist, in der sich viele Zellen mit Wasser speichernder Funktion befinden. Hier mit »W« für die »Wasserschicht« gekennzeichnet.
Man sollte sich deutlich machen, dass diese Zellen umso mehr Wasser speichern, je mehr Salz man zu sich nimmt. Der Körper versucht mit hoher Wassereinlagerung den zu hohen Natriumgehalt auszugleichen, da die Salzkonzentration in einer Zelle einen bestimmten Wert nicht überschreiten darf.
Diese Wasserschicht ist für unseren Körper keinesfalls überflüssig, im Gegenteil, sie ist sehr wichtig, da unser Organismus – unsere Haut – seine Temperatur über die Ausscheidung dieses Wassers regelt: Bei zunehmender Außentemperatur beginnt der Körper Schweiß auszuscheiden und senkt damit die Körpertemperatur über die Verdunstungskälte.

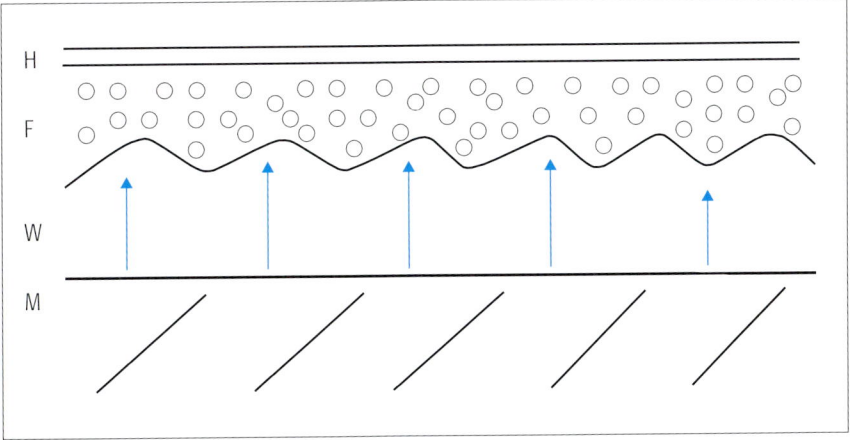

Abb. 5: Die verschiedenen Gewebsschichten der Haut
H = Haut
F = Fettschicht
W = Wasserschicht
M = Muskulatur

Wie schon angesprochen, nehmen die meisten Mitteleuropäer aber zu viel Salz zu sich, was zur Folge hat, dass die meisten Menschen zu viel unnötiges Wasser mit sich herumtragen. Man speichert also bei überhöhtem Salzkonsum unnötig viel Wasser. Leider können das einige Liter Wasser beziehungsweise Kilogramm sein, die man völlig überflüssigerweise mit sich herumträgt. Die Folgen davon sind Übergewicht und ein unschönes, aufgeschwemmtes und vor allem bei den Frauen welliges Gewebe.

Möglicherweise ist Ihnen selber schon einmal aufgefallen, dass sich auch bei manchen sehr dünnen Frauen Orangenhaut oder Cellulite zeigt. Das hängt neben zu schwachem Bindegewebe auch mit Wassereinlagerungen aufgrund von zu hohem Salzkonsum zusammen. Die Wasserschicht ist in diesem Fall prall gefüllt, und es entsteht Druck, der über die Fettschicht an die Haut weitergeleitet wird. Die Fettschicht wird also von innen an die Haut gepresst. Die Pfeile in der Abbildung 5 sollen diesen Vorgang verdeutlichen. Das hat zur Folge, dass sich die Fettschicht mit all ihren Unebenheiten auf der Haut abzeichnet. Dabei ist es gleichgültig, ob die Fettschicht zwei oder 20 Zentimeter dick ist. Die Oberfläche wird aufgrund des großen Wasserdrucks sichtbar.

Warum ein zu hoher Salzkonsum unserer Gesundheit schadet

Zu viel Salz verursacht Bluthochdruck.

Zur salzreichen Ernährung gibt es recht interessante, aber auch beunruhigende Untersuchungsergebnisse. Lange Zeit konnte kein Beweis dafür erbracht werden, dass die Aufnahme von zu viel Kochsalz den Blutdruck stark erhöht. Man ist davon ausgegangen, dass das Salz dabei eine gewisse Rolle spielt, aber heute weiß man: Ein zu hoher Salzkonsum ist bei vielen Menschen eine der Hauptursachen für Bluthochdruck.

Dieser führt zu einer ganzen Reihe von schwerwiegenden Schäden am gesamten Herz-Kreislauf-System, die lebensgefährlich sein können. Darüber hinaus wird die Arteriosklerose mit all ihren Folgen gefördert.

Was ist eigentlich Arteriosklerose?

Im Volksmund nennt man diese Erkrankung auch Arterienverkalkung. Bei Arteriosklerose bilden sich aus dem gefährlichen LDL-Cholesterin und verschiedenen anderen Stoffen so genannte Plaques, die die Adern im Lauf der Zeit verstopfen. Ist eine Ader durch diese Plaques komplett geschlossen, sodass kein Blut mehr hindurchfließen kann, kommt es zu einem Herzinfarkt oder Schlaganfall, je nach Ort des Aderverschlusses.

Arteriosklerose ist leider sehr weit verbreitet, und an ihren Folgen sterben jedes Jahr mehrere tausend Menschen. Herz-Kreislauf-Erkrankungen sind Todesursache Nummer eins bei den Männern in Deutschland. Hören Sie sich einmal in Ihrer Familie oder in Ihrem Bekanntenkreis um, und Sie werden bestimmt jemanden finden, der damit schon einmal Probleme hatte oder vielleicht sogar daran gestorben ist. Das waren sicherlich alles Menschen, die nicht auf ihre Ernährung und genügend Bewegung geachtet haben und dann im Alter dafür die Rechnung bezahlen mussten.

Könnte aufgrund von Salzeinsparung ein Mangel entstehen?

In der Regel nicht, es sei denn, Sie leiden unter großem Flüssigkeitsverlust, wie es in sehr heißen Klimazonen oder bei Durchfall der Fall sein kann. Ansonsten sind Sie mit Salz immer noch bestens durch die salzreichen Grundnahrungsmittel wie Brot, Käse, Wurst usw. versorgt. Was allerdings auftreten kann, ist eine Unterversorgung mit Jod. Dieser können Sie mit dem regelmäßigen Verzehr von Seefisch vorbeugen. Daher sollte auf Ihrem Wochenplan mindestens einmal Fisch zu finden sein.

Warum ist eine gute Jodversorgung überhaupt so wichtig?

Eine ausreichende Jodversorgung stellt sicher, dass Ihre Schilddrüse in ihrer Funktion nicht eingeschränkt wird. Bei einer Schilddrüsenunterfunktion, die meist auf Jodmangel zurückzuführen ist, fühlen sich die Betroffenen energielos und träge. Der Stoffwechsel schaltet auf Sparflamme, und nur wenig Energie wird verbraucht. Im Gegenzug wird viel Fett in das Gewebe eingelagert. Das ist ein Zustand, der fürs Abnehmen natürlich fatale Folgen hat. Also, stellen Sie Ihre Jodversorgung sicher!

In der Regel nehmen Schilddrüsenpatientinnen schlechter ab als gesunde Menschen. Eine Schilddrüsenunterfunktion ist meistens auf einen Mangel am Schilddrüsenhormon Thyroxin zurückzuführen, welches in Form verschiedener Medikamente verabreicht werden kann. Eine ärztliche Untersuchung der Schilddrüsenfunktion sowie eine daraus resultierende Angleichung der Thyroxindosis verhilft häufig zu einer Besserung.

Bei Schilddrüsenproblemen sollten Sie regelmäßig Ihren Arzt aufsuchen.

Welche Lebensmittel viel Salz enthalten

So weit die Theorie, aber wie gelingt es Ihnen in Ihrem Alltag, sich salzarm zu ernähren?

Dazu müssen Sie erst einmal wissen, in welchen Lebensmitteln überhaupt viel Salz enthalten ist:

- Wurst
- Käse
- Brot
- Suppen und Soßen
- Fertiggerichte
- Kartoffelerzeugnisse (zum Beispiel Chips)
- eingelegtes Gemüse wie Oliven oder Kapern
- Lebensmittel aus Dosen
- natriumreiches Wasser

Generell kann man sagen, dass die meisten Lebensmittel, die einen hohen industriellen Verarbeitungsgrad aufweisen und bei denen nicht streng auf das Einsparen von Salz geachtet wurde, sehr salzhaltig sind.

Industriell verarbeitete Lebensmittel enthalten oft viel Salz.

Das hat vor allem drei Gründe:

1. Salz ist ein sehr billiger Geschmacksträger.
2. Die Geschmacksnerven der Verbraucher lieben Salz.
3. Salz konserviert sehr gut, das heißt, stark gesalzene Lebensmittel halten sich relativ lange.

Wie Sie bei der Lebensmittelzubereitung Salz einsparen können, ohne Geschmack zu verlieren

Wenn Sie einige wichtige Punkte beachten, ist das sehr einfach:

- Genereller Salzersatz: Salzarme oder salzfreie Suppen, Soßen und Gewürzmischungen wie beispielsweise salzfreie Gemüsebrühe oder Tamari sind ideal, um salzarm, aber trotzdem herzhaft zu würzen! Diese Produkte finden Sie im Versandhandel, in Reformhäusern, Naturkostläden und gut sortierten Supermärkten bei den Gewürzen oder in der Reformecke.

- Gemüse: Verwenden Sie am besten kein Dosengemüse. Nur wenn es wirklich schnell gehen muss und nicht anders geht. Ansonsten sollten Sie frisches oder gefrorenes Gemüse konsumieren. Kochen Sie Gemüse nie in Salzwasser, sondern in etwas salzreduzierter oder salzfreier Gemüsebrühe.

- Backwaren: Kaufen Sie am besten Backwaren aus Vollkorn- oder Mehrkornmehl, denn hier ist der Eigengeschmack höher und deshalb weniger Salz enthalten.

- Fertiggerichte: Verzichten Sie generell auf Fertiggerichte, denn hier wird in den seltensten Fällen auf salzarme Herstellung geachtet.

- Getränke: Trinken Sie natriumarmes Mineralwasser – 100 Milligramm pro Liter sollten nicht überschritten werden. Die Angaben zum Natriumgehalt finden Sie auf den Etiketten.

Und denken Sie immer daran:

> Wenn Sie sich eine Mahlzeit zubereiten, greifen Sie niemals zum Salz, sondern versuchen Sie mit anderen Mitteln würzen. Salzreduzierte oder salzfreie Gemüsebrühe in Kombination mit Tamari bringt einen wunderbar herzhaften Geschmack, der dann mit anderen Gewürzen noch verfeinert werden kann.

Machen Sie bitte nicht den Fehler, und lassen Sie einfach nur das Salz weg. Das Salz muss durch andere Geschmacksträger (salzfreie oder salzreduzierte Gewürzmischungen oder Saucen, Tamari, andere Gewürze wie Paprika, Pfeffer, Knoblauch, Zwiebeln, Curry, Basilikum, Thymian, Estragon, Muskat) ersetzt werden, da sonst Ihre Mahlzeiten an Geschmack verlieren. Sie müssen hierbei ein wenig kreativ sein und auch mal ein paar unbekannte Gewürze ausprobieren, bis Sie Ihre ganz persönlichen Favoriten gefunden haben.

Geben Sie Ihrem Geschmack bitte die Chance, sich vom Salz zu lösen, denn das Verlangen nach Salz ist erlernt und nicht angeboren. Wenn Sie Ihre Geschmacksnerven vom Salz entwöhnen, werden Sie merken, wie nach zwei bis drei Wochen alles, was Sie essen, auf einmal einen richtigen Eigengeschmack bekommt. Egal, ob das Gemüse, Fleisch oder Kartoffeln sind. Sogar beim Wasser werden Sie herausschmecken, ob viel Natrium enthalten ist oder nicht. Sensibilisieren Sie Ihren Geschmack, und geben Sie sich eine Chance, sich vom Salz zu lösen. Sie werden sehen, was Sie dadurch an Lebensqualität gewinnen.

Versalzen Sie sich nicht Ihr Leben, sondern wählen Sie geschmackvolle Alternativen.

Neue Rezepte

FRÜHSTÜCK ... FRÜHSTÜCK ... FRÜHSTÜCK

Tomatenbrot mit Ei

Für zwei Personen
Zubereitungszeit: ca.10 Minuten

Die Vollkornbrote mit dem Frischkäse bestreichen und mit Tomatenscheiben belegen. Mit etwas Pfeffer und Kräutern nach Wahl würzen.
Dazu ein gekochtes Ei.

Schnittlauchröllchen auf die Tomate gestreut ist eine schmackhafte Variante.

> *2–4 Scheiben Vollkornbrot*
> *fettarmer Frischkäse 12–15 % Fett*
> *eine große oder zwei kleine Tomaten*
> *Pfeffer, Kräuter nach Wahl*
> *2 Eier*

Obstsalat mit Getreideflocken

Für zwei Personen
Zubereitungszeit: ca.15 Minuten

Jeweils zwei Esslöffel Weizen-, Hirse- und Haferflocken (sechs Esslöffel von einer Sorte sind auch möglich) in einer Pfanne ohne Fettzugabe unter Rühren goldbraun rösten. Den Honig darüber träufeln und unterrühren. Zum Schluss die Magermilch unterrühren und die Masse abkühlen lassen und auf einen Teller geben (kann eventuell am Abend vorher schon gemacht werden).
Die Getreideflockenmasse vor dem Verzehren mit den Erdbeeren, den Himbeeren und Heidelbeeren bestreuen und garnieren.

> *4 EL Weizenflocken*
> *4 EL Hirseflocken*
> *4 EL Haferflocken*
> *4 TL Honig*
> *300 ml Magermilch 1,5 % Fett*
> *200 g Erdbeeren (gefroren oder frisch)*
> *100 g Himbeeren (gefroren oder frisch)*
> *100 g Heidelbeeren (gefroren oder frisch)*

MITTAGESSEN ... MITTAGESSEN ... MITTAGESSEN

Gefüllte Zucchini in Tomatensauce

Für zwei Personen
Zubereitungszeit: ca. 40 Minuten

Die Zwiebeln schälen, würfeln und in der Pfanne glasig braten. Das Tatar dazugeben und die Farbe nehmen lassen. Mit Pfeffer und etwas salzfreier Gemüsebrühe (Pulver) würzen und noch 2 Minuten weiterbraten. Die Zucchini waschen, von Blüten- und Stängelansätzen befreien und längs halbieren. Das von Kernen durchsetzte Fruchtfleisch mit einem Löffel herausheben, das Gemüse anschließend würfeln und unter das Fleisch mischen. Die Hälften mit der Masse füllen und in eine feuerfeste Form geben.
Die Tomatenwürfel mit Knoblauch, Pfeffer, salzfreier Gemüsebrühe, Oregano und Thymian würzen und über die Zucchinihälften in der Form geben. Zugedeckt im Backofen bei 200 °C 20–25 Minuten garen.

2 Zwiebeln
200 g Tatar
Pfeffer, salzfreie Gemüsebrühe (Pulver)
2 Zucchini
500 g Pizzatomaten (Tomatenwürfel aus der Dose)
eine Zehe Knoblauch
Oregano, Thymian

Sollte das Frühstück etwas zu kurz gekommen sein, können die Zucchinihälften auch mit etwas fettarmem Käse (30% Fett i.Tr.) überbacken werden.

Leichte Roulade

Für zwei Personen
Zubereitungszeit: ca. 55 Minuten

Die Rinderrouladen mit Pfeffer und salzfreier Gemüsebrühe würzen, die Zwiebeln hobeln und darauf verteilen, mit dem Senf und dem Ketchup bestreichen. Die Gewürzgurken würfeln und ebenfalls auf die Roulade geben, dann einrollen und mit Klammern oder Spießen zusammenheften.
Das Fleisch in einem Topf erst anbraten, dann 100 ml Gemüsebrühe (flüssig) hinzugeben und abgedeckt garen. Zum Schluss die Rouladen herausnehmen und aus der Flüssigkeit eine Sauce zubereiten, indem Sie die Flüssigkeit mit etwas in Wasser aufgelöster Stärke andicken, mit einem EL Frischkäse 12–15 % Fett, etwas Tamari und Pfeffer abschmecken.
Dazu können Sie sich eine Kohlenhydratbeilage nach Wahl und einen Salat zubereiten.

2 Rinderrouladen
Pfeffer, salzfreie Gemüsebrühe (Pulver)
2 Zwiebeln
etwas Senf
etwas Ketchup
2 Gewürzgurken
salzreduzierte Gemüsebrühe
100 g Kohlenhydratbeilage nach Wahl (Kartoffeln, Nudeln, Reis)
1 Salat nach Wahl (orientieren Sie sich beim Dressing an vorangegangenen Rezepten)

ABENDESSEN … ABENDESSEN … ABENDESSEN

Gebratene Pilze auf Tomatensalat

Für zwei Personen
Zubereitungszeit: ca. 55 Minuten

Die Tomaten in Scheiben schneiden und mit den Salatblättern auf einen Teller anrichten. Die Champignons in Scheiben schneiden und in der Pfanne braten. Mit salzfreier Gemüsebrühe, Pfeffer und dem Knoblauch würzen. Die Pilze auf den Tomaten verteilen.

6 Tomaten
4–6 Salatblätter
150 g frische Champignons
salzfreie Gemüsebrühe (Pulver), Pfeffer
Eine Zehe Knoblauch
2 EL Frischkäse 12–15 % Fett
2 EL Magerjoghurt 0,1–1,5 % Fett
2 Frühlingszwiebeln
2 TL Zitronensaft
4 Scheiben Vollkorntoast

Für das Dressing verrühren Sie den Frischkäse und den Magerjoghurt mit den gehackten Frühlingszwiebeln, dem Zitronensaft und etwas Pfeffer. Dazu servieren Sie die Vollkorntoastscheiben.

Gurkensalat mit Sprossen

Für zwei Personen
Zubereitungszeit: ca. 15 Minuten

Den Kopfsalat klein zupfen. Die Salatgurke in Scheiben und die Radieschen in Stifte schneiden. Die Mungobohnensprossen in einem Sieb mit heißem Wasser übergießen, dann kalt abspülen und abtropfen lassen. Alles auf einem Teller anrichten. Für das Dressing den Magerjoghurt, den Orangensaft, den Senf mit etwas Pfeffer verrühren und über den Salat träufeln. Dazu servieren Sie die Vollkorntoastscheiben.

½ Kopfsalat
250 g Salatgurke
½ Bund Radieschen
50 g Mungobohnensprossen
2 EL Magerjoghurt 0,1–1,5 % Fett
2 EL Orangensaft
1 Messerspitze Senf
Pfeffer
2–4 Scheiben Vollkorntoast.

Denken Sie daran, Sie sollten nach Möglichkeit nur einmal täglich warm essen! Bei zwei warmen Mahlzeiten verzichten Sie abends bitte vollkommen auf die Kohlenhydrate.

Nächste Woche lesen Sie, wie wichtig regelmäßige Bewegung beim Abnehmen ist. Bis dahin viel Spaß und Erfolg!

FÜNFTES THEMA

Ernährung und Sport

Wie immer wiederholen Sie bitte zunächst das vorhergehende Thema. Auch diesmal wird Ihnen einiges beim zweiten Lesen besser verständlich sein und so auch einfacher umzusetzen.

Warum Abnehmen ohne Bewegung zum Scheitern verurteilt ist

Nun zum Thema Sport: Keine Bange, Sie sollen kein Sportcrack werden, aber ab und zu ein bisschen mehr Bewegung könnte auch Ihnen sicher nicht schaden. Ohne Bewegung, da können Sie sicher sein, wird Ihre Muskulatur immer schwächer, das Bindegewebe immer schlaffer und damit die Belastung für Ihre Problemzonen immer größer. Auch Ihr Herz ist ein Muskel, der mit etwas gezieltem Training merklich besser funktionieren wird.

Durch etwas mehr Bewegung können Sie Ihre Leistungsfähigkeit in fast allen Bereichen des täglichen Lebens verbessern. Vergessen Sie nicht, dass Ihre Muskeln, Sehnen und Gelenke den so genannten Bewegungsapparat darstellen. Wie der Name schon sagt, sind diese Bestandteile Ihres Körpers für die Bewegung gedacht. Tun Sie das, wofür Ihr Körper konzipiert wurde: BEWEGUNG!

Die Reaktionen unseres Stoffwechsels

Also: Raus aus dem Sessel! Bauen Sie wieder Muskulatur auf, und verbessern Sie Ihre Ausdauer! Die Vorteile eines bewegungsreichen Alltags sind immens, denn Sport wirkt hocheffektiv gegen den gefürchteten Jo-Jo-Effekt.

Sport wirkt sehr effektiv gegen den Jo-Jo-Effekt.

Diäten ohne Sport können längerfristig nicht funktionieren.

Gehen Sie mit mir noch einmal den Ablauf einer Diät ohne sportliche Betätigung als Negativbeispiel durch:
Fast alle Diäten basieren auf einem ganz einfachen, aber nicht ganz ungefährlichen Grundprinzip. Um abnehmen zu können, muss man weniger Kalorien zu sich nehmen, als man verbraucht. Gehen wir von einem Verbrauch von etwa 2000 Kalorien und einer Zufuhr von 1000 Kalorien pro Tag aus.
Hier entsteht Tag für Tag ein Defizit von 1000 Kalorien, die der Körper aus seinen Fettreserven mobilisieren muss. Mit dieser Rechnung können Sie ein Kilogramm Fett in einer Woche verlieren. Doch ist der tatsächliche Gewichtsverlust, wie Sie vielleicht aus eigener Erfahrung wissen, bei solchen »Crash-Diäten« meist höher als ein Kilogramm pro Woche. Das liegt an dem Verlust von Wasser und vor allem von Muskulatur. Wie nachteilig und unerwünscht der Abbau von Muskelgewebe ist, werde ich Ihnen auf den nächsten Seiten näher erläutern.
Etwas Körperfett, Wasser und vor allem auch Muskelgewebe schwindet also, und die Waage zeigt in der Anfangszeit jede Woche etwa ein bis zwei Kilogramm weniger an.
Irgendwann wird man diese Diät jedoch beenden, und was dann in unserem Körper passiert, ist fatal:
Der Organismus hat festgestellt, dass von Zeit zu Zeit auf ihn ein Energiemangel aufgrund von Diäten zukommt. Dieser Energiemangel bedeutet für ihn Stress, denn es tritt eine Art Notsituation ein. Der Körper hat die ganze Zeit, in der er Energie im Überfluss hatte, diese Energie in Form von Fett gespeichert, damit im Fall einer solchen Notlage Reserven vorhanden sind. Nach jeder dieser Stresssituationen in Form von Diäten ist der Körper bemüht, seine Fettreserven noch etwas mehr aufzustocken, denn es könnte ja sein, dass die »Energiemangelzeit« beim nächsten Mal etwas länger dauert oder allgemein schlimmer ausfällt. Der Organismus will einfach beim nächsten Mal besser gewappnet sein und legt mehr Fett an als zuvor.

Zudem belegen wissenschaftliche Studien, dass mit einer Energiezufuhr von lediglich 1000 Kalorien die Versorgung mit Vitaminen, Mineralstoffen und anderen bioaktiven Substanzen nicht gewährleistet ist. Wenn Sie aktiv und voll im Leben stehen mit all den alltäglichen Belastungen, werden Sie schon nach relativ kurzer Zeit einen Mangel an verschiedenen Vitalstoffen haben.

Außerdem gleicht sich, wie Sie noch lesen werden, der Energieverbrauch der zugeführten Energie an. Nach ein paar Wochen werden Sie auch nur noch 1000 Kalorien verbrauchen, wenn Sie etwa diese Menge zu sich nehmen. Dazu aber später mehr beim Thema *Schlemmertag* (siehe S. 139). Das ist ein ganz natürlicher Schutzmechanismus, der allerdings zur Folge hat, dass man nach jeder Diät mehr zunimmt, als man vorher abgenommen hat. Wenn Sie nach der Stoffwechselanpassung nur noch 1000 Kalorien verbrauchen, und nach der Diät dann wieder 2000 Kalorien zu sich nehmen, ist Ihre Energiebilanz wieder positiv, und Sie nehmen sprunghaft zu.

Ihr Körper passt seinen Energieverbrauch an.

Neben der Stoffwechselanpassung haben Sie mit einem weiteren Problem zu kämpfen. Wie erwähnt, versucht der Körper seine Fett- und damit Energiereserven zu schützen und baut bei einer Diät ohne sportliche Aktivität große Mengen an Muskelgewebe ab, um den täglichen Energieverlust von 1000 Kalorien nicht alleine aus dem Fett abdecken zu müssen. Damit gehen unsere effizientesten Energieverbraucher zur Neige. Jede Muskelzelle, die abgebaut wird, verringert den täglichen Energieverbrauch. Glauben Sie mir, es gibt beim Abnehmen nichts Schlimmeres als einen Körper, der immer weniger Energie verbraucht, denn dann müssen Sie immer weniger essen, um einen Erfolg verbuchen zu können.

Diäten ohne die entsprechende Bewegung werden so leicht zur Falle. Aus den aufgeführten Gründen ist leicht zu ersehen, dass Sie auf diese Weise Ihr Ziel nicht erreichen können. Mit dem »Natürlich schlank für immer!«-Konzept dagegen gehen Sie einen ganz anderen, erfolgreichen Weg.

Wenn Sie sich zwei- bis dreimal pro Woche intensiv bewegen oder Sport treiben, werden Sie Ihren durchschnittlichen Kalorienverbrauch von 2000 auf etwa 2500 Kalorien steigern. Das hat zur Folge, dass Sie sich, um abnehmen zu können, nicht mit einer Kalorienzufuhr von gefährlichen 1000 Kalorien quälen müssen. Mit 1500 Kalorien sind Sie immer noch weit im Defizit und werden wunderbar Gewicht verlieren.

Der große Vorteil hierbei ist, dass eine Energiezufuhr von 1500 Kalorien für den Körper keine allzu große Belastung darstellt und somit nicht als »Energiemangelzeit« erkannt wird. Folglich ist es für ihn auch nicht notwendig, für das »nächste Mal« die Fettreserven zu erhöhen. Sie werden keinen Mangel

Fazit:
Die 1500-Kalorien-Grenze sollte nicht unterschritten werden, da sonst eine rapide Gewichtszunahme nach der Abnehmphase zu erwarten ist. Um trotzdem zügig abnehmen zu können, sollten Sie Ihren Kalorienverbrauch durch Bewegung steigern.

an Vitalstoffen erleiden und somit Ihrer Gesundheit nicht schaden. Sie können sogar den Jo-Jo-Effekt mit gezielter Bewegung oder Sport fast vollkommen vermeiden oder seine Intensität deutlich vermindern.

Der Aufbau von Muskulatur

Jeder, der sich regelmäßig bewegt, baut Muskulatur auf und gleichzeitig Fett ab. Und genau das macht eine gute Figur!

Wie schon angesprochen, baut der Körper bei entsprechender Bewegung Muskulatur auf. Das hat zum einen den optischen Vorteil, zum andern verbraucht Ihr Körper mit mehr Muskeln natürlich auch mehr Energie, und ein höherer Energieverbrauch bedeutet weniger Fett.

Das Ganze lässt sich sehr gut mit einem Automotor vergleichen: Der Motor eines Kleinwagens mit 45 PS verbraucht ungefähr fünf Liter Benzin auf 100 Kilometern. Der Motor eines Sportwagens mit 300 PS verbraucht viel mehr Benzin, vielleicht 25 Liter auf 100 Kilometern. Ein untrainierter Körper ist mit dem sparsamen Kleinwagen zu vergleichen. Im Falle des Autos ist Sparsamkeit erfreulich, in Bezug auf das Abnehmen ist die Sparsamkeit des Körpers dagegen von Nachteil. Also, stacheln Sie Ihren Organismus so an, dass er mit einem Sportwagen vergleichbar ist, der weniger sparsam mit Energie umgeht.

So baut jeder, der sich regelmäßig bewegt, Muskulatur auf und Fett ab!

Um ein optimales Ergebnis mit wenig zeitlichem Aufwand zu erzielen, sollten Sie Ihre sportliche Aktivität in zwei Blöcke aufteilen:

- ◆ Fettverbrennendes Training
- ◆ Gewebestraffendes und muskelaufbauendes Training

Fettverbrennendes Training

Bei diesem Training sollten Sie unbedingt darauf achten, dass Ihr Puls nicht zu hoch ist. Die Obergrenze liegt hier je nach Trainingszustand etwa bei 140 Schlägen pro Minute – in Einzelfällen kann die Obergrenze auch etwas darüber liegen. Um das zu kontrollieren, legen Sie sich am besten eine Pulsuhr zu, die Sie überallhin mitnehmen können. Diese Uhren sind in Sportgeschäften oder auch im Versandhandel erhältlich.

Der optimale Bereich, in dem Sie Fett verbrennen, liegt je nach Fitness zwischen 125 und 135 Herzschlägen pro Minute. Ist Ihre Herzfrequenz (Puls) über 135, verbrennt Ihr Körper seine Kohlenhydratreserven und kein Fett.

Kohlenhydratverbrennung wirft eine ganze Reihe von Problemen auf. Der erste Nachteil ist, dass Sie kein Gewicht verlieren, da Sie kein Fett verbrennen. Der zweite Nachteil ist jedoch viel gravierender: Wenn Sie die Kohlenhydratreserven (Glykogen) Ihres Körpers aufbrauchen, wird Ihr Organismus immer mit Hunger reagieren. Ihr Körper speichert nur etwa 800 bis 1000 Kalorien in Form von Kohlenhydraten. Im Vergleich zu Fett ist das minimal. Bedenken Sie: Ein Kilogramm Fett hat eine Energie von 7000 Kalorien. Demnach sind schon nach relativ geringer Aktivität in der Kohlenhydratverbrennung die Reserven schnell aufgebraucht. Ihr Körper äußert in diesem Fall Hunger, und Ihr Organismus reagiert dann so panisch, dass er versucht, Sie dazu zu bringen, das Doppelte bis Dreifache zu essen, von dem was Sie eigentlich benötigen. (Und wie Sie wissen, wird nicht verbrannte oder verwertete Energie in Fettgewebe umgewandelt.)

Nur das Training in der Fettverbrennungszone bringt Sie Ihrem Ziel wirklich näher.

Vielleicht kennen Sie dieses Phänomen vom Schwimmen: Wenn Sie sich, um Sport zu treiben, für das Schwimmen entschieden haben, stellen Sie wahrscheinlich jedes Mal fest, dass Sie, sobald Sie wieder zu Hause sind, großen Hunger haben. Wenn Sie zügig geschwommen sind, kann Ihr Körper den Energiebedarf nicht alleine über den Fettstoffwechsel decken, da alle großen Muskelpartien bei dieser Sportart beteiligt sind. Hierfür ist der Fettstoffwechsel einfach zu langsam, zu uneffektiv und zu träge. Also verbrennen Sie während der Bewegung auch Kohlenhydrate, um den enormen Energiebedarf zu decken.

An diesem Beispiel können Sie leicht sehen, wie nachteilig Sport im Bereich der Kohlenhydratverbrennung fürs Abnehmen sein kann. Sie verbrennen kein Fett und bekommen zusätzlich noch Hunger, den Sie in der Abnehmphase überhaupt nicht gebrauchen können. Sie sollten sich immer im Bereich der Fettverbrennung aufhalten, wenn Sie nun Sport treiben. Das ist immer dann der Fall, wenn die Anstrengung nicht zu groß ist und sich der Pulsbereich in den oben angesprochenen Regionen aufhält. Übertreiben Sie es nicht, was die sportliche Beanspruchung angeht!

In der Abnehmphase ist in Sachen sportlicher Betätigung der Grundsatz »Viel hilft viel« vollkommen fehl am Platz. Denn jetzt kommt es nicht darauf an, Kohlenhydrate, sondern Fett zu verbrennen! Überstrapazieren Sie sich also nicht!

Warum zieht Ihr Körper eigentlich zum einen Fett und zum anderen Kohlenhydrate zur Energieversorgung der Muskulatur heran?

Der Abbau von Fett ist ein sehr langsamer Vorgang, da Fett ein sehr träger, behäbiger und chemisch nicht sehr reaktiver Stoff ist. Ein Beispiel aus dem Alltag verdeutlicht dies auf einfache Weise: Wenn Sie früher beim Kochen von Nudeln immer etwas Öl ins Nudelwasser gegeben haben, ist Ihnen bestimmt aufgefallen, dass das Öl nie eine Verbindung mit dem Wasser eingegangen ist. Weder durch das Rühren noch durch das Erhitzen des Wassers hat sich an dieser Tatsache etwas geändert. Fett besitzt chemische Eigenschaften, die es dem Körper verwehren, es zur schnellen Energiegewinnung heranzuziehen.

Das Motto ›Viel hilft viel!‹ ist beim Sport völlig fehl am Platz.

Bei sportlicher Ausdaueraktivität dagegen wie zum Beispiel dem »Walking« stellt Ihr Körper fest, dass die Energiebereitstellung für die Muskulatur ruhig etwas länger dauern darf, denn die geforderten Energiemengen halten sich hierbei in gewissen Grenzen und müssen nicht umgehend in großen Mengen bereitgestellt werden. Also wird der Energieverbrauch über den Fettstoffwechsel geregelt. Die Folge: Ihre Fettdepots werden kleiner und kleiner.

Stellt Ihr Körper jedoch fest, dass in kürzester Zeit viel Energie benötigt wird wie zum Beispiel beim schnelleren Joggen, wird die Energieversorgung über den Kohlenhydratstoffwechsel geregelt. Kohlenhydrate können sehr schnell und effektiv abgebaut und in Energie umgewandelt werden. Denken Sie an Zucker, den Sie in den Tee einrühren. Er löst sich sofort auf. Versuchen Sie das einmal mit Fett.

Fazit: Weniger kann im Sport durchaus mehr sein!

Welche Sportarten sind am besten für die Fettverbrennung geeignet?

Das hängt natürlich von der Jahreszeit ab, in der Sie Sport treiben. Im Winter ist es aufgrund der Wetterlage häufig nicht möglich, sich im Freien zu bewegen. Das stellt aber heute kein Problem mehr dar, denn fast alle Sportarten sind auch in Räumen durchführbar.

Hier ein paar Anregungen:

- Schlendern Sie nicht durch den Wald, walken Sie! Das ist der neudeutsche Ausdruck für äußerst flottes und kraftvolles Spazierengehen. Ausladende Schritte, die Arme mitnehmen, tief und regelmäßig durchatmen und das mindestens 45 Minuten lang, besser noch eine Stunde. Im Idealfall zwei- bis dreimal in der Woche.
- Gehen Sie trotz der Gefahr, Kohlenhydrate zu verbrennen, mal wieder schwimmen. Hierbei wird Ihr ganzer Körper gleichmäßig beansprucht, ohne dabei die Gelenke oder die Wirbelsäule zu belasten. Achten Sie unbedingt auf Ihren Puls, und schwimmen Sie langsam, damit die verbrannte Energie über den Fettstoffwechsel gespeist werden kann. Stellen Sie trotzdem fest, dass Sie nach dem Schwimmen Hunger haben, sollten Sie mit dem Badevergnügen warten, bis Sie etwas trainierter sind. In den meisten Bädern kann man sich nach dem Schwimmen noch in der Sauna oder dem Solarium entspannen und seinen Körper pflegen. Wellnass ist angesagt!
- Vermeiden Sie Fahrstühle oder Rolltreppen. Wenn Sie konsequent immer Treppen steigen, verbrennen Sie ganz nebenbei eine nicht zu verachtende Menge an Kalorien!

Auch eine entsprechende Gymnastik unterstützt die Fettverbrennung. Hier gibt es verschiedene Möglichkeiten: Besorgen Sie sich Videos mit Trainingseinheiten, die fürs Abnehmen konzipiert sind und nicht länger als zehn bis 15 Minuten dauern. Diese Übungen kann man auch für einen längeren Zeitraum beibehalten. Die üblichen 60-Minuten-Videos sind meist nicht in die Realität umzusetzen. Einige Vereine oder auch die Volkshochschulen bieten Kurse an, die das Abnehmen unterstützen.

Gewebestraffendes und muskelaufbauendes Training

In einem gut geführten Fitnessstudio fühlt man sich auch dann wohl, wenn man ein paar Kilogramm zu viel hat. Im Fitnessstudio haben Sie den Vorteil, dass Sie sehr gezielt an Ihre Pfunde gehen können. An den entsprechenden Fitnessgeräten können Sie wie ein Bildhauer an Ihrem Körper arbeiten und die Problemzonen verbessern. Außerdem können Sie sicher sein, dass Sie unter Anleitung eines ausgebildeten Trainers weniger Fehler machen, als wenn Sie auf sich alleine gestellt sind. Gerade wenn Sie Ihr ganzes Leben lang noch nie Sport getrieben haben, sollten

In einem Fitnessstudio können Sie ganz gezielt und unter professioneller Anleitung Ihren Pfunden den Kampf ansagen.

Sie professionelle Hilfe in Anspruch nehmen. Bei Kursen wie zum Beispiel BBP (Bauch, Beine, Po), Fatburner oder Aerobic sollten Sie auf jeden Fall zunächst die Einsteigerkurse besuchen.

Ein weiterer Vorteil ist, dass viele Fitnessclubs auch gute Motivationsarbeit leisten, was die Regelmäßigkeit des Sporttreibens betrifft. Wenn Sie sich selber noch nicht so gut motivieren können, Sport zu treiben, warum sollen Sie sich nicht von einem Profi anstacheln lassen? Vielleicht lernen Sie dort ja auch nette Leute kennen, mit denen Sie zusammen trainieren können. Ein Trainingspartner oder ein Trainingspartnerin bringt weitere Motivation – wenn Sie sich immer zu verabredeten Zeiten treffen, werden Sie auch hingehen, denn Sie wollen ja Ihren Partner/Ihre Partnerin nicht enttäuschen. Sie werden sehen, dass Sie sich auch hier schnell an eine Regelmäßigkeit gewöhnen werden.

Nehmen Sie Ihr zukünftiges Fitnessstudio genau unter die Lupe. Es sollte zu Ihrer Zielsetzung, der Gewichtreduktion, passen.

Suchen Sie sich ein Fitnessstudio, das auf Ihre Bedürfnisse zugeschnitten ist. Die Trainer sollten gut ausgebildet sein, Sie sollten sich auf Anhieb wohl fühlen, und man sollte sich generell für Sie genügend Zeit nehmen. Bei einem Informationsgespräch sollten Sie sich auf jeden Fall das gesamte Studio inklusive Sanitärräume zeigen lassen. Achten Sie hier besonders auf die Hygiene. Sie werden schnell feststellen, ob das Studio für Sie geeignet ist oder nicht. Schauen Sie sich dabei ruhig in mehreren Anlagen um, und wählen Sie dann das Studio für sich aus, das Ihnen zum einen am ehesten zusagt und zum anderen das beste Preisleistungsverhältnis bietet.

Glauben Sie mir, die Zeiten, in denen nur Muskelmänner in Fitnessstudios herumlaufen, sind längst vorbei. Bis zu 80 Prozent der Mitglieder in diesen Clubs sind dort, weil sie abnehmen möchten. Heute sind Gewichtsreduktion, Fitness und Wellness angesagt! Natürlich gibt es noch vereinzelt ein paar »Muckibuden«, aber die werden Sie schnell erkennen. Wenn der nette Herr am Empfang aufgrund seiner Muskelpakete kaum noch laufen kann und die Mitglieder ihm sehr ähneln, sollten Sie dieses Studio nicht in die engere Auswahl mit einbeziehen.

Die richtigen Übungen für zu Hause

Sollten Sie sich mit dem Gedanken nicht anfreunden können, in einem Fitnessclub Mitglied zu werden, kann ich Ihnen einige Übungen empfehlen:

1. Grundübung

Um den Körper zu straffen und etwas Muskulatur aufzubauen, gibt es eine Grundlagenübung, mit der Sie alle Partien Ihres Körpers beanspruchen.
Hierbei gilt folgendes Prinzip: Jede Muskelpartie des Körpers wird gezielt und intensiv angespannt. Das baut Muskulatur auf, und die Figur wird sanft modelliert. Die Übung ist optimal für zu Hause geeignet. Es ist also nicht unbedingt notwendig, ins Fitnessstudio zu gehen, um Muskulatur aufzubauen. Sie können auch zu Hause – ganz ohne Fitnessgeräte oder Hanteln – an Ihrer Figur arbeiten. Und der Clou dabei: Sie brauchen dazu täglich nicht länger als fünf Minuten.

Und so funktioniert's: Legen Sie sich bäuchlings auf den Boden, und winkeln Sie die Arme in Höhe der Brust an. Die Ellenbogen sind genau unterhalb der Schultergelenke aufgestützt, die Fingerspitzen zeigen nach vorn. Stellen Sie die Füße auf die Zehenspitzen. Atmen Sie aus, und heben Sie dabei langsam das Becken – Bauch und Po sind dabei fest angespannt.

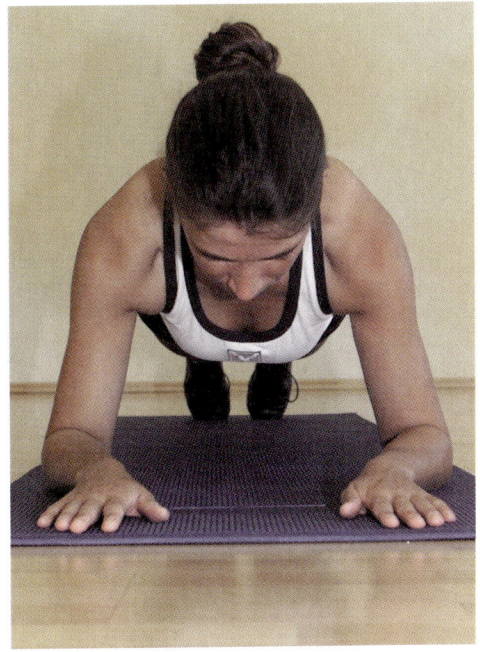

WICHTIG Den Kopf gerade halten (weder hängen lassen noch in den Nacken legen) und auf keinen Fall ein Hohlkreuz machen! Der Körper sollte ab der Hüfte eine gerade Linie bilden. Halten Sie diese Position, und zählen Sie bis fünf. Senken Sie das Becken wieder auf den Boden, kurz entspannen und wiederholen Sie die Übung.

An den ersten drei Tagen sollten Sie diese Übung fünfmal wiederholen. Ab dem vierten Tag sollten Sie die Übung zehnmal absolvieren. Am besten man trainiert zweimal täglich (morgens und abends).
Aber überfordern Sie sich nicht: Die Haltung ist nicht ganz leicht. Falls Sie die Position am Anfang nicht so lange halten können – keine Panik. Sie werden auch durch eine Minimalspannung nach kurzer Zeit einen Erfolg sehen. Und nach ein paar Tagen merken Sie bereits, dass Sie die Übung immer länger durchhalten.

Neben dieser Grundübung können Sie Ihr Trainingsprogramm nun noch durch einige weitere Übungen ergänzen. Hierbei trainieren Sie gezielt ganz bestimmte Muskelgruppen.

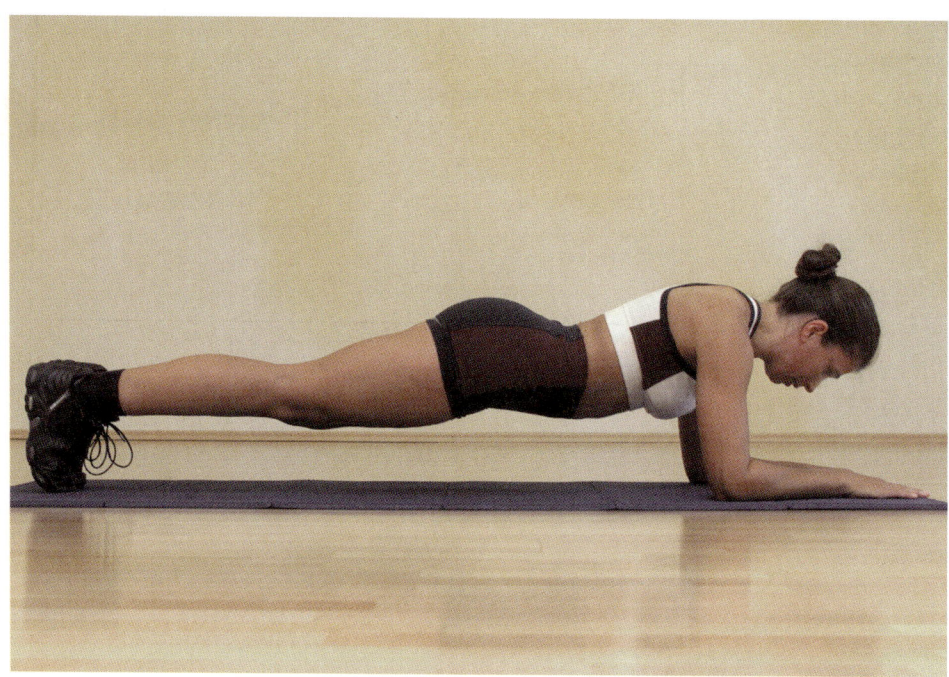

2. Schwimmen/Beinheben

Diese Übung trainiert Ihren Po, die hintere Oberschenkelmuskulatur, die untere und obere Rücken- sowie die Bauchmuskulatur und stärkt vor allem den unteren Rückenbereich. Diese Muskelgruppe ist der Schwachpunkt aller Nichtsportler und gleichzeitig die Hauptursache der meisten Rückenprobleme. Bitte lassen Sie sich auch hier Zeit für die korrekte Durchführung.

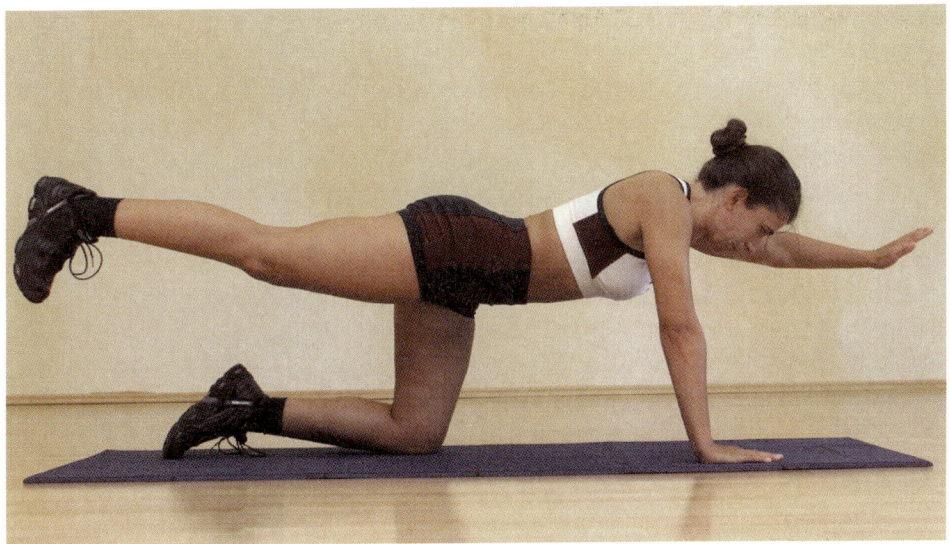

Und so funktioniert's: Gehen Sie langsam in den »Vierfüßlerstand« oder in die so genannte Bankstellung. Jetzt spannen Sie bitte Ihre Bauchmuskeln an und spüren die Spannung, während Sie langsam den rechten Arm heben und gleichzeitig das linke Bein ausstrecken. Bein, Po, Rücken, Kopf und Arm bilden eine waagrechte Linie. Nach einiger Zeit senken Sie langsam den Arm und das Bein, danach wiederholen Sie die Übung mit der Gegenseite. Atmen Sie dabei immer bewusst und langsam.

Kontrollieren Sie nach Möglichkeit alle Übungen im Spiegel!

Wenn Sie anfänglich Schwierigkeiten mit dem Gleichgewicht haben, ist das ganz normal. Sie werden merken, dass sich das nach ein paar Tagen von selber gibt.

3. Abgekniete Liegestütze

Die abgekniete Liegestütze ist eine sehr effektive Übung, da Sie Ihren gesamten Oberkörper insbesondere die Brustmuskeln, die hintere Oberarmmuskulatur, die Schulter- sowie die Rücken-, Nacken- und Bauchmuskulatur trainiert. Wichtig ist hier eine langsame Durchführung!

Und so funktioniert's: Legen Sie sich langsam auf den Boden, und versuchen Sie die Bauchmuskeln anzuspannen, während beide Hände auf Höhe der Brustmuskulatur gegen den Boden drücken. Oberschenkel, Po, Rücken, Hals und Kopf bilden dabei eine gerade Linie. Was sagt der Spiegel?

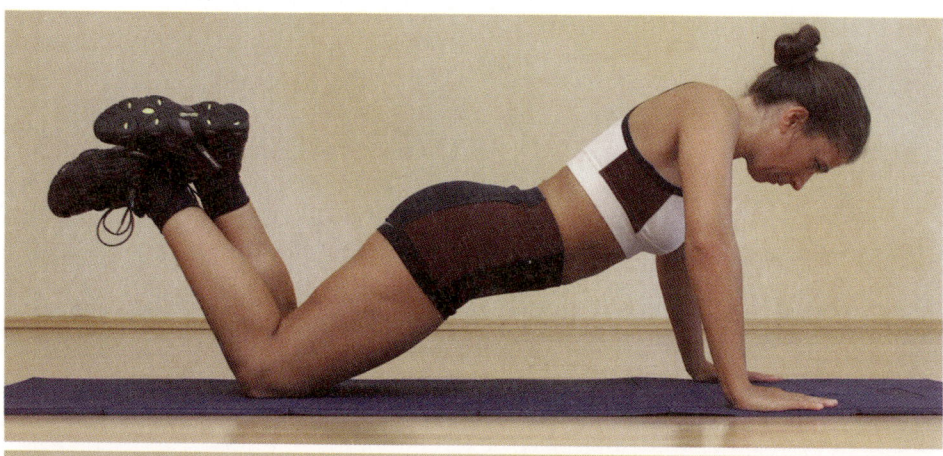

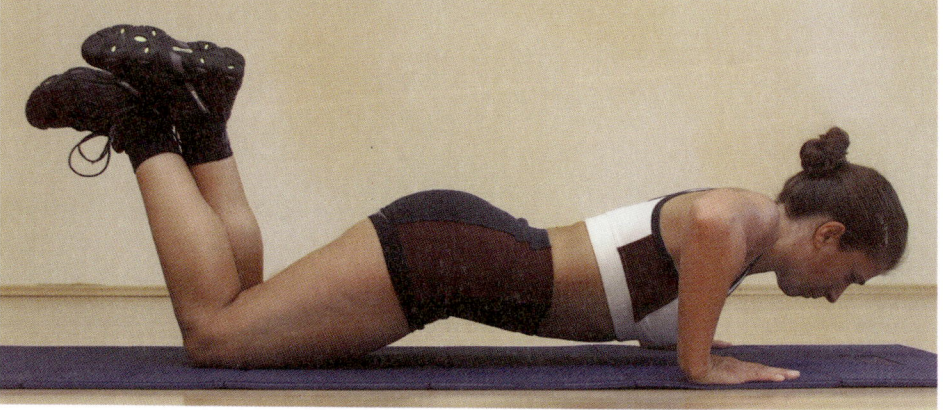

4. Kniebeugen mit geradem Rücken

Mit dieser Übung trainieren Sie speziell Ihre Bein- und Pomuskulatur. Da es sich hier im Vergleich um sehr große Muskelpartien handelt, die viel Energie verbrennen, sollte diese Übung Standard bei jeder Trainingseinheit sein.

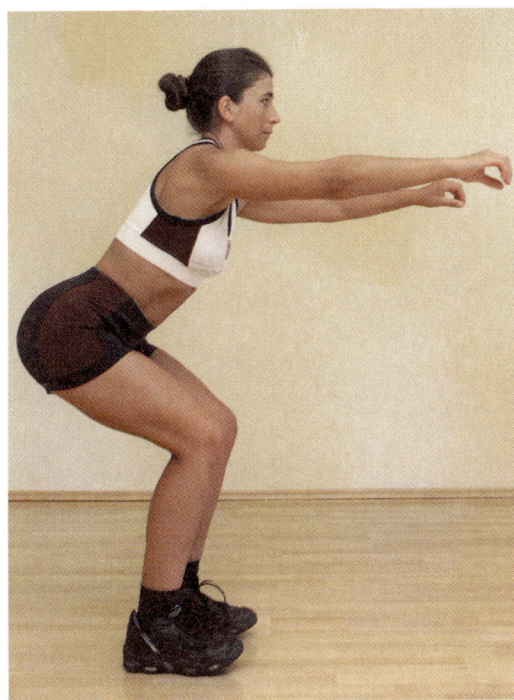 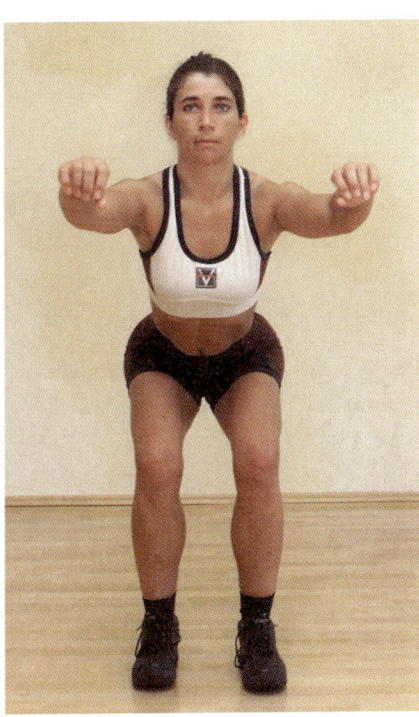

Und so funktioniert's: Stellen Sie sich gerade hin – die Füße parallel und auf Schulterbreite gespreizt. Die Arme können Sie vor dem Körper oder hinter dem Kopf verschränken. Blicken Sie gerade aus, und achten Sie auf einen geraden Rücken. Gehen Sie nun langsam nach unten, dabei darf die Beugung im Kniegelenk nicht mehr als 90° betragen. Die Spannung halten und langsam wieder aufrichten. Ganz einfach, oder?

5. Bauchpresse

Auch diese Übung ist nicht zu vernachlässigen, denn sie trainiert die Bauchmuskulatur. Dieser Bereich gehört bei vielen Menschen zu den Problemzonen und ist mit verantwortlich für einige Rückenbeschwerden. Außerdem möchten Sie doch irgendwann einen flachen Bauch haben, oder? Also ran an den Speck!

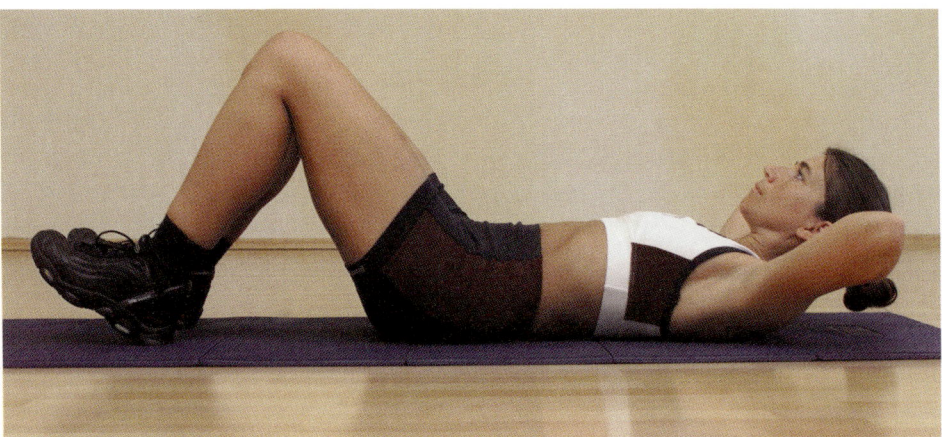

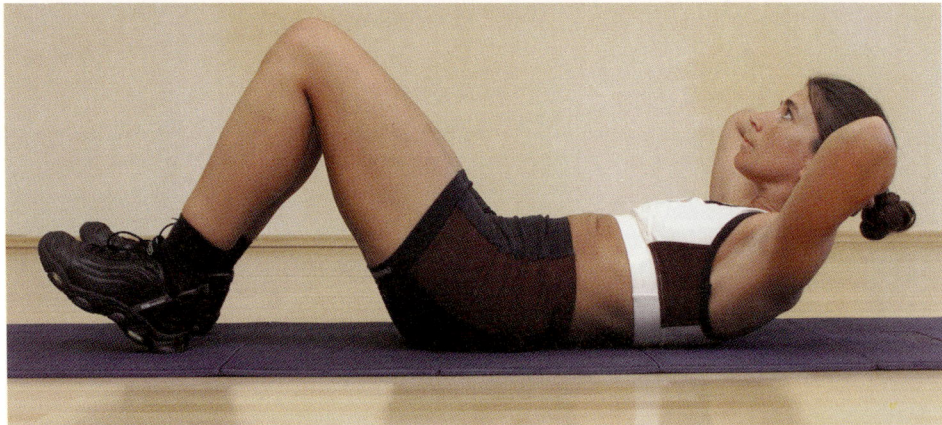

Und so funktioniert's: Legen Sie sich auf den Boden, und verschränken Sie die Arme hinter dem Kopf. Nehmen Sie die Ellenbogen nach hinten, und geben Sie mit dem Kopf etwas Druck gegen die Hände. Die Knie sollten etwa um die 90° gebeugt sein und die Füße fest auf dem Boden stehen. Versuchen Sie nun die Fersen »in« den Boden nach hinten unten zu drücken. Sie dürfen die Zehen ruhig abwinkeln, wichtig ist nur, dass die Fersen den Kontakt mit dem Boden nicht verlieren. Ihr Becken und der untere Rücken drücken ebenfalls gegen den Boden.

Heben Sie bitte nun langsam Kopf und Schultern vom Boden, die Position etwas halten und langsam wieder zurück. Führen Sie diese Übung bitte nicht zu schnell durch, und kontrollieren Sie sich im Spiegel.

Sie können sich nun Ihr persönliches »Workout« für zu Hause zusammenstellen. Die beschriebenen Übungen sollten Sie nun regelmäßig zwei- bis dreimal pro Woche durchführen, mit jeweils so vielen Wiederholungen, dass Sie sich dabei gut fühlen und den Effekt spüren, sich dabei aber nicht überanstrengen. Das bringt Sie Ihrem Ziel einen großen Schritt näher.

Stellen Sie sich Ihr persönliches Workout für zu Hause zusammen.

Bevor wir zu den neuen Rezepten kommen, möchte ich Ihnen noch eines ans Herz legen: Sie werden vielleicht schon festgestellt haben, dass Sie nicht mehr so viel abnehmen wie am Anfang. Wenn das so ist, bitte akzeptieren Sie, dass das vollkommen normal ist. Beim nächsten Termin werde ich Ihnen erklären, warum das so ist und wie Sie dem entgegenwirken werden.

WICHTIG

Neue Rezepte

FRÜHSTÜCK ... FRÜHSTÜCK ... FRÜHSTÜCK

Mohnbrötchen mit Obst

Für zwei Personen
Zubereitungszeit: ca. 10 Minuten

Den Quark mit dem Honig verrühren und auf die Brötchenhälften streichen. Die Mandarinen (oder die Orange) in ihre Filets zerteilen, die Banane in Scheiben schneiden und das Obst jeweils auf eine Hälfte legen. Die Brötchenhälften mit etwas Zimt bestreuen.

100 g Quark
2 EL Honig
2 Brötchen
2 Mandarinen
oder 1 kleine Orange
1 Banane
Zimt

Aprikosen-Müsli

Für zwei Personen
Zubereitungszeit: ca. 5 Minuten

Die Aprikosen klein schneiden, mit der Magermilch, dem Müsli und dem Honig verrühren.

80 g getrocknete Aprikosen
300 ml Magermilch 1,5 % Fett
10–15 EL Müsli (ohne Zucker, ohne Nüsse)
4 TL Honig

MITTAGESSEN ... MITTAGESSEN ... MITTAGESSEN

Pizza

Für zwei Personen
Zubereitungszeit: 1 Stunde 15 Minuten

Das Vollkornweizenmehl in eine Schüssel geben und eine Kuhle in die Mitte drücken. Die Hefe zerbröckeln, 60 ml lauwarmes Wasser und etwas salzfreie Gemüsebrühe (Pulver) hineingeben. Das Mehl zu einem Vorteig rühren und zehn Minuten an einem warmen Ort gehen lassen. Danach weitere 60 ml Wasser und das Öl einkneten und so lange schlagen, bis sich der Teig vom Boden löst. Nochmals 30 Minuten an einem warmen Ort gehen lassen. Auf einem bemehlten Brett in Größe des Backblechs ausrollen. Das Backblech mit Backpapier auslegen und den Teig darauf legen. Den Rand etwas hochdrücken und dann mit einer Gabel gleichmäßig einstechen.

Die Tomaten mit den italienischen Kräutern und dem Knoblauch würzen und auf den Teig streichen.

Die Salami in Streifen schneiden und auf dem Teig verteilen. Die Zwiebeln in Ringe schneiden, ca. 5 Minuten in kochendem Wasser ziehen lassen und ebenfalls auf dem Teig verteilen.

Den Paprika, den gekochten Schinken (oder die Putenwurst) sowie die Champignons klein schneiden und alles gleichmäßig verteilen.

Den Käse in dünne Streifen schneiden und obenauf legen.

---

125 g Vollkornweizenmehl
10 g getrocknete Hefe
salzfreie Gemüsebrühe (Pulver)
1 EL Öl
250 ml passierte Tomaten
oder 1 Dose Pizzatomaten
italienische Kräuter (tiefgekühlt, frisch oder getrocknet)
eine Zehe Knoblauch
100 g Geflügelsalami
oder Rindersalami
1 Zwiebel
1 Paprika
50 g gekochter Schinken
oder Putenwurst
1 Glas Champignons oder frische Pilze
100 g fettarmer Käse (30 % i.Tr.)

Brokkoli-Kartoffel-Gratin

Für zwei Personen
Zubereitungszeit: ca. 30 Minuten

Die Kartoffeln schälen, in Scheiben hobeln und mit dem Brokkoli in der Gemüsebrühe bissfest garen. Dann das Gemüse in eine kleine mit dem Öl eingefettete Gratinform schichten, mit der Gemüsebrühe (Pulver) und Pfeffer würzen. Drei Esslöffel Gemüsebrühe (vom bereits gekochten Gemüse), den in Ringe geschnittenen Lauch und zum Schluss den geraspelten Emmentaler dazugeben. Im Ofen bei 200 °C überbacken.

> *300 g Kartoffeln*
> *400 g Brokkoli*
> *200 ml salzreduzierte Gemüsebrühe*
> *1 TL Öl*
> *salzfreie Gemüsebrühe (Pulver),*
> *Pfeffer*
> *100 g Lauch*
> *80 g fettarmer Emmentaler*

ABENDESSEN ... ABENDESSEN ... ABENDESSEN

Chinakohlsalat mit Lachs

Für zwei Personen
Zubereitungszeit: ca. 15 Minuten

Den Chinakohl in Streifen schneiden, mit dem Räucherlachs auf einem Teller anrichten und zunächst mit sechs Esslöffeln Orangensaft beträufeln.
Für das Dressing die saure Sahne, den Senf, den restlichen Orangensaft und den Zitronensaft verrühren. Das Dressing über den Salat träufeln, mit etwas Pfeffer und eventuell Dillspitzen bestreuen. Dazu gibt es Vollkorntoast.

> *400 g Chinakohl*
> *100 g Räucherlachs*
> *10 EL Orangensaft*
> *6 EL saure Sahne*
> *2 Messerspitzen Senf*
> *1 EL Zitronensaft*
> *Pfeffer, eventuell Dill*
> *2 Scheiben Vollkorntoast*

Freuen Sie sich nun auf den nächsten Termin, mit meinem – und vielleicht bald auch Ihrem – persönlichen Lieblingsthema: der Schlemmertag. Dieser Tag ist so unglaublich in seiner Wirkungsweise, dass ich im meinen Kursen immer wieder aufs Neue hellauf begeistert bin.
Sie werden es auch sein.

SECHSTES THEMA

Der Schlemmertag

Phänomen des Stillstands

Wie schon erwähnt, ist es normal, nach einigen Wochen nicht mehr so viel abzunehmen wie zu Anfang. Obwohl Sie Ihren neuen Ernährungsgewohnheiten und der sportlichen Aktivität treu geblieben sind, tut sich auf der Waage einfach nicht mehr so viel. Dieses Phänomen hat jeden schon einmal zur Verzweiflung gebracht, der versucht hat, über einen längeren Zeitraum hinweg abzunehmen.

Unser Organismus schützt sich nach einer bestimmten Zeit vor zu großem Köperfettverlust.

Seit einiger Zeit ist diese Reaktionsweise unseres Körpers wissenschaftlich geklärt. Es handelt sich hierbei um eine Art Schutzmechanismus, der einsetzt, wenn Sie über mehrere Wochen hinweg intensiv Fett verlieren. Wie im letzten Termin schon angesprochen, fungiert das Depotfett als eine Art Lebensversicherung für unseren Körper, die sicherstellt, dass in Zeiten, in denen nicht genügend Kalorien durch die Nahrung zugeführt werden, wie zum Beispiel bei einer Diät, trotzdem ausreichend Fettreserven für die Energiegewinnung zur Verfügung stehen.
Unser Organismus geht nach vier bis fünf Wochen »Energiemangelzeit« davon aus, dass er auch in Zukunft seine Fettreserven mobilisieren muss. Doch irgendwann wären die Reserven erschöpft und das gesamte Depotfett aufgebraucht.

An dieser Stelle ziehe ich wieder einmal die Neandertaler als Beispiel heran. Zu ihren Lebzeiten haben Energiemangelzeiten durch Nahrungsknappheit in der Regel länger gedauert als drei oder vier Wochen. Aufgrund der Jahreszeiten kam es durchaus zu halb- oder dreivierteljährigen Intervallen von Nahrungsmittelenergiemangel. Gehen wir einmal von 270 Tagen, also ungefähr einem Dreivierteljahr aus. Hätte damals ein Neandertaler an jedem dieser Tage 1000 Kalorien mehr verbraucht, als er zu sich genommen hätte, wären dafür 270.000 Kalorien Energiereserve in Form von Körperfett notwendig gewesen. Das entspricht etwa 38 Kilogramm reinem Fett. Für damalige Zeiten ein nicht zu erreichender Wert an Energiereserven. Es musste sich daher ein Mechanismus entwickeln, der es ermöglichte, mit geringeren Reserven länger zu überleben. Und genau dieser Mechanismus macht uns heute beim Abnehmen Schwierigkeiten.

Der Energieverbrauch sinkt auf den Wert der Energieaufnahme ab, sodass die Energiebilanz ausgeglichen ist. Der Abbau von Fett ist somit nicht mehr möglich.

Um einem zu schnellen Abbau der Fettreserven und damit der Energiereserven vorzubeugen, versucht unser Organismus uns zunächst mit Gelüsten hinters Licht zu führen. Danach senkt unser Körper einfach seinen eigenen Energieverbrauch auf den Wert ab, den er durch die zugeführten Nahrungsmittelmengen längerfristig gesichert sieht. Die Energiebilanz ist somit wieder ausgeglichen. Sie verbrauchen nun genau so viele Kalorien, wie Sie zu sich nehmen, und Ihr Körper schützt sich auf diese Weise vor zu großem Fettverlust.

Während dieser Zeit wird die Körpertemperatur gesenkt, was zur Folge hat, dass man vermehrt friert. Außerdem wird die Atem- und Herzfrequenz erniedrigt, was wiederum Energie einspart. Selbst die Energie für Bewegung und geistige Arbeit wird rationiert. Ihre Leistungsfähigkeit, Ihr Elan können dadurch sinken. Ihr Körper spart, wo er nur kann. Es läuft nun alles auf Sparflamme, und die Stoffwechselkreisläufe nähern sich dem Schlafzustand.

Die Angleichung des Energieverbrauchs an die Energiezufuhr führt dazu, dass man nicht mehr abnimmt. Der Verbrauch senkt sich von etwa 2500 auf vielleicht 1500 Kalorien ab. Wenn man nun auch 1500 Kalorien zu sich nimmt, kann man sein Gewicht nicht mehr reduzieren.

Sie müssen also Ihren Körper davon überzeugen, dass die Energiemangelzeit vorbei ist und er getrost seine sämtlichen Energiesparmaßnahmen aufheben kann. Wie Sie das am besten machen, erfahren Sie jetzt.

Das Aktivieren des Stoffwechsels durch den Schlemmertag

Um weiterhin abzunehmen, kann man nur einen Weg einschlagen: Man führt in regelmäßigen Abständen so genannte Schlemmertage durch, an denen man durch eine kurzfristig erhöhte Kalorienaufnahme seinen Verbrauch innerhalb von kürzester Zeit wieder ankurbelt. Überzeugen Sie Ihren Körper davon, dass die Energiemangelzeit vorbei ist, indem Sie wesentlich anders und auch etwas mehr essen als in den vergangenen Wochen. Stellt Ihr Organismus fest, dass Energie im Übermaß vorhanden ist, wird er schnell alle Sparmaßnahmen einstellen und wieder zum »Energieverschwender«. Verbraucht Ihr Körper viel Energie, nehmen Sie wieder gut ab. Die Anpassung des Energieverbrauchs an die zugeführte Kalorienmenge wird im Folgenden veranschaulicht.

Kurbeln Sie den Energieverbrauch durch den Schlemmertag wieder an!

Manche von Ihnen werden vielleicht denken, man versucht einfach noch weniger zu essen und reduziert so seine Kalorienzufuhr auf vielleicht 1000 Kalorien. Hierbei steht man allerdings schnell wieder vor dem gleichen Problem, denn unser Körper ist so konzipiert, dass er sogar mit nur

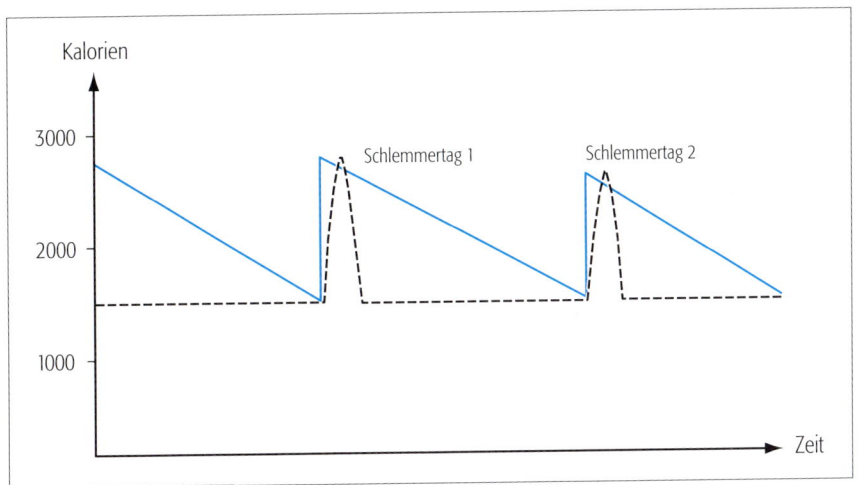

——— = Aufgenommene Nahrungsmittelenergie
——— = Energieverbrauch des Körpers
Abb. 6: Stoffwechselangleichung und -aktivierung

300 Kalorien täglich auskommen kann. Dieser Weg führt meistens zu schweren Essstörungen und ist deshalb auf jeden Fall zu vermeiden!
Das Rezept, um den Stoffwechsel wieder anzukurbeln, ist ganz einfach: Sie müssen einfach an einem bestimmten Tag viel essen, um weiterhin abnehmen zu können – mir ist bewusst, wie kurios sich dieser Satz anhört. Doch möchte ich Sie bitten, dem »Natürlich schlank für immer!«-Konzept etwas Vertrauen entgegenzubringen, und Sie werden, wie viele Menschen vor Ihnen, von der Wirkung des Schlemmertags begeistert sein.

Wie und wann Sie einen Schlemmertag durchführen sollten

Der beste Zeitpunkt ist das Wochenende (meist der Sonntag), denn hier hat man Zeit, sich voll und ganz dem Essen zu widmen.

WICHTIG

An dem »Tag danach« müssen Sie sich wieder an den »Natürlich schlank für immer!«-Ernährungsplan halten, sonst geht der positive Effekt auf Ihren Stoffwechsel verloren, und Sie nehmen eventuell sogar wieder Körperfett zu. Bestrafen Sie sich nach dem Schlemmertag aber auch nicht damit, besonders wenig zu essen. Reduzieren Sie die Nahrungsaufnahme zu stark, ist der Erfolg genauso gefährdet, als wenn Sie sich zwei oder drei Schlemmertage hintereinander gönnen. Machen Sie ganz normal mit dem Konzept weiter wie bisher. Das garantiert Ihnen den optimalen Erfolg.

Keine Zunahme durch den Schlemmertag

Das, was Sie durch den Schlemmertag zunehmen ist kein Fett, sondern Magen-Darm-Inhalt und Wasser.

Sie werden an diesem Tag unter Umständen ein oder 1,5 Kilogramm zunehmen. **Diese Zunahme ist aber keine richtige Zunahme!** Hierbei handelt es sich lediglich um einen erhöhten Magen-Darm-Inhalt. Außerdem hat Ihr Körper durch das Salz und eventuell durch die Kohlenhydrate (neben dem Salz haben auch Kohlenhydrate Wasser bindende Eigenschaften) wieder etwas mehr Wasser eingelagert.
Den Magen-Darm-Inhalt und das eingelagerte Wasser werden Sie über den natürlichen Weg innerhalb von drei bis vier Tagen wieder los! Der Beweis dafür ist, dass Sie nach drei Tagen das Gewicht wieder erreichen, das Sie vor dem Schlemmertag auf die Waage brachten.
Darüber hinaus ist es schlicht unmöglich, die gesamten an diesem Tag aufgenommenen Kalorien in Fett umzuwandeln! Sie werden Ihren bishe-

rigen Erfolg nicht gefährden. Im Gegenteil: Sie werden nach dem Schlemmertag besser abnehmen als zuvor.

Zum einen ist Ihr Fettstoffwechsel auf Fettabbau eingestellt (in den letzten Wochen haben Sie ja abgenommen). Es dauert einige (bis zu neun) Stunden, bis der Fettstoffwechsel von Fettabbau auf Fettaufbau umgestellt hat. Die Folge davon ist, dass die zu viel aufgenommenen Kalorien an dem Schlemmertag nicht in Fett umgewandelt werden können. Ferner ist die Enzymstruktur Ihres Verdauungstraktes auf die Ernährung der letzten Wochen eingestellt. Das bedeutet, dass Sie Vollkornprodukte, fettarme Lebensmittel, viel Obst, Gemüse und Milchprodukte wunderbar verdauen können. Gleichzeitig stellen Ihre Bauchspeicheldrüse und Ihre Leber nur noch relativ wenig Enzyme her, die für das Aufspalten von großen Fettmengen, Weißmehlprodukten und Zucker notwendig sind. Warum auch, Sie essen davon ja so gut wie nichts mehr. Sie können daher all das »Schlechte«, was Sie am Schlemmertag zu sich nehmen, gar nicht richtig aufspalten und verwerten, und Lebensmittel, die nicht verwertet werden, setzen nicht an.

> Essen Sie an diesem Tag alles, worauf Sie Lust haben. Dabei brauchen Sie weder auf Fett noch auf Salz, auf Kohlenhydrate in den Abendstunden oder Alkohol zu achten. Es ist an diesem Tag vollkommen gleichgültig, ob Sie Schweinebraten mit Knödeln essen oder eine Tafel Schokolade vernichten. Wichtig ist nur, dass Sie sich auf diesen Tag freuen, ihn sogar feiern, ohne dabei ein schlechtes Gewissen zu haben oder zu glauben, Sie würden Ihren bisherigen Erfolg gefährden.

Zum anderen stecken in einem Kilogramm Fett etwa 7000 Kalorien. Angenommen, es wäre biologisch möglich, die an dem Schlemmertag aufgenommenen Kalorien in ein Kilogramm Fett umzuwandeln, müsste man an diesem einen Tag etwa 9000 Kalorien zu sich nehmen. (Man verbraucht an einem Tag ja etwa 2000 Kalorien, die zu den 7000 addiert werden.) 9000 Kalorien an Lebensmitteln an einem Tag zu essen ist so gut wie unmöglich. Aufgrund einer Umfrage ist errechnet worden, dass durchschnittlich 3000 Kalorien am Schlemmertag gegessen werden. Und das ist vollkommen in Ordnung.

Denken Sie daran, Sie müssen Ihren Körper davon überzeugen, dass die Energiemangelzeit vorbei ist.

Tipps für den Schlemmertag

Auf einige Ding sollten Sie allerdings achten, damit Sie den Schlemmertag auch voll und ganz genießen können:

> 1. Essen Sie in mehreren kleinen Portionen und nicht in wenigen großen. Ihr Magen hat sich in den letzten Wochen aufgrund der zahlreichen kleinen Mahlzeiten am Tag verkleinert. Sie werden nicht mehr so große Portionen essen können, wie das in der Zeit vor Ihrer

Die angeführten Tipps sind für das gute Gelingen der Schlemmertage überaus wichtig.

> Ernährungsumstellung der Fall war. Achten Sie auf Ihr Gefühl, und hören Sie auf zu essen, wenn Sie satt sind. Ansonsten werden Sie sich an diesem Tag unwohl fühlen!
>
> 2. Achten Sie darauf, nicht zu viel Fett zu essen. Ihr Körper hat die Produktion von fettspaltenden Enzymen stark reduziert, weil Sie in den letzten Wochen wenig Fett zu sich genommen haben. Essen Sie nun extrem viel Fett, kann das nicht verdaut werden und gelangt somit in den Dickdarm, wo es Durchfall verursachen kann. Die Betonung liegt hier auf extremen Mengen. Ein Bratenfleisch mit Sahnesauce und Kroketten wird Sie hier nicht aus der Bahn werfen.
>
> 3. Sie vertragen im Moment nicht so viel Alkohol, denn der kommt in Ihrem neuen Ernährungsplan nicht vor, und Ihr Körper hat sich vom Alkohol in der kurzen Zeit entwöhnt. Ihr Körper saugt momentan alles auf wie ein Schwamm, und gerade Alkohol landet schnell im Blut. Das heißt, dass Sie ungefähr die Hälfte von dem vertragen, was vor Ihrer Ernährungsumstellung möglich war.
>
> 4. Bereiten Sie Ihren Schlemmertag gut vor, sonst stellen Sie vielleicht am kommenden Sonntag fest, dass nichts von dem im Kühlschrank ist, was Sie eigentlich essen wollen. Machen Sie sich einen Plan, welche Gerichte Sie zubereiten wollen, und kaufen Sie rechtzeitig entsprechend ein. Versuchen Sie nur so viel einzukaufen, wie Sie auch am Schlemmertag verzehren können. Übrig gebliebene Reste könnten Ihnen am folgenden Tag Schwierigkeiten bereiten, wieder zu Ihrem neuen Ernährungskonzept zurückzukehren.
>
> 5. Überlegen Sie sich, wann bestimmte Feste stattfinden, an denen Sie teilnehmen möchten, und wann Sie auf Geburtstags- oder andere Feiern eingeladen werden könnten. Führen Sie dann an diesen Tagen Ihre Schlemmertage durch, **und zwar von morgens bis abends.** Lediglich beim Abendessen etwas mehr zu essen ist kein Schlemmertag und wird Ihren Stoffwechsel nicht ankurbeln!

Der Stoffwechsel ist wieder angesprungen

Einige Stoffwechseltypen neigen dazu, am »Tag danach« vermehrt Gelüste zu entwickeln. Das ist kein schlechtes Zeichen, denn es deutet darauf hin, dass Sie Ihren Stoffwechsel sehr gut aktiviert haben. Ihr Organismus stellt fest, dass wieder große Mengen von Körperfett verbrannt werden, und versucht diese dann erneut zu schützen.

Wie Sie mit diesen Gelüsten am besten umgehen, habe ich Ihnen schon ganz zu Anfang verraten. Lesen Sie sich diesen Exkurs im Bedarfsfall noch einmal durch (siehe Seite 42).
Daran, dass Ihr Körper seinen Energieverbrauch wieder ankurbelt, merken Sie, dass er sich bereits an die »Natürlich schlank für immer«-Ernährung gewöhnt hat. Ihre Magengröße hat sich daran angepasst und auch sämtliche Mechanismen und Systeme Ihres Körpers. Aufgrund seiner hohen Anpassungsfähigkeit ist er sehr flexibel. Daher auch das Sprichwort: Es ist etwas in »Fleisch und Blut« übergegangen. Und das ist bereits Ihr Erfolg!

Der Schlemmertag kurbelt aber nicht nur Ihren Energieverbrauch an, sondern hat auch eine ganz wichtige Funktion bezüglich Ihres Unterbewusstseins!

Was im Unterbewusstsein passiert

Ich bitte Sie jetzt, genau das zu tun, was ich Ihnen sage:

Denken Sie jetzt nicht an den Eiffelturm.

Dies ist eine negative Formulierung. Ihr Unterbewusstsein hat sie jedoch einfach zu einer positiven umgebaut. Dabei entsteht: Denken Sie an den Eiffelturm. Und genau das dürfte bei Ihnen geschehen sein. In Ihrem Unterbewusstsein ist ein Bild des Eiffelturms entstanden, oder Sie haben wenigstens an das Wahrzeichen von Paris gedacht.

Vorsicht: Ihr Unterbewusstsein kann gegen Sie arbeiten.

Dasselbe passiert auch, wenn Sie irgendwo eingeladen sind und vor einem fantastischen Buffet stehen, auf dem sich aber leider nichts befindet, was in Ihren Ernährungsplan passt.
Ihr erster Gedanke wird sein: Davon darf ich nichts essen. Sie wissen aber jetzt, was Ihr Unterbewusstsein aus diesem Satz macht: Davon darf ich essen. In Ihnen entsteht der Wunsch (vom Unterbewusstsein gesteuert), von diesem Buffet zu kosten. Beim ersten Mal werden Sie vielleicht noch stark sein und widerstehen. Glauben Sie mir, die Feier wird kommen, bei der Sie sich kräftig vom Buffet bedienen werden.
Nach einem solchen Ausrutscher ist man frustriert, macht sich selber Vorwürfe und neigt dazu, alles hinzuwerfen! Und damit genau diese Situation nicht eintritt, haben Sie Tage, an denen Sie genau wissen, dass

Sechstes Thema: Der Schlemmertag

Sie alles essen dürfen, wonach Ihnen der Sinn steht. Sie brauchen keine Angst davor zu haben zuzunehmen und können an den Schlemmertagen jedes Buffet nach Herzenslust plündern. Es muss nur ein Gleichgewicht aus Ihrer »Natürlich schlank für immer!«-Ernährungsweise und Ihren Schlemmertagen entstehen, an denen Sie essen können, was Sie wollen, ohne dabei zuzunehmen! Sie werden es nicht schaffen, sich langfristig an das Konzept zu halten, wenn Sie sich nicht hier und da einen Schlemmertag gönnen. Der Schlemmertag sollte daher ein fester Bestandteil Ihres Ernährungsplans sein.

> Der Schlemmertag ist ein fester Teil dieses Ernährungskonzepts und unabdingbar für Ihren dauerhaften Erfolg! Achten Sie jedoch auf die richtige Balance von Schlemmertagen und jenen Tagen, an denen Sie sich an die neuen Ernährungsgrundsätze halten.

Sie wissen jetzt, dass Sie Ihrem Körper und Ihrem seelischen Wohlbefinden mit den Schlemmertagen etwas Gutes tun. Also freuen Sie sich auf Ihren ersten Schlemmertag. Genießen Sie ihn, und haben Sie kein schlechtes Gewissen. Dieser Tag, richtig durchgeführt, bringt Sie einen großen Schritt nach vorne.

Den zweiten Schlemmertag führen Sie erst wieder in drei Wochen durch. Erst dann gleicht Ihr Energieverbrauch wieder dem Wert der zugeführten Kalorien. Nutzen Sie die Zeit der »Energieverschwendung« Ihres Körpers, und Sie werden ein tolles Ergebnis auf die Waage bringen. Wie oft Sie in Zukunft einen Schlemmertag einlegen sollten, erfahren Sie beim letzten Termin.

Neue Rezepte sind an dieser Stelle nicht mehr nötig, da Sie zu diesem Zeitpunkt durch Abändern der Rezepte oder durch eigene Kreationen Ihren »Stil« gefunden haben sollten. Ist das nicht der Fall, beginnen Sie jetzt damit, eigene Gerichte zu entwerfen. Möglicherweise können Sie sogar alte Rezepte so umändern, dass sie in Ihre jetzige Ernährungsweise hineinpassen. Lassen Sie Ihr neu erworbenes ernährungsbezogenes Wissen hierin einfließen, und Sie werden erstaunt sein, welche Möglichkeiten sich Ihnen eröffnen. Entwickeln Sie Ihre eigene Ernährung!

Viel Spaß!

Siebtes Thema

Die Problemanalyse

Wo liegen Ihre Stärken und Schwächen?

Obwohl Sie an dieser Stelle inhaltlich nichts Neues dazulernen werden, ist dieser Termin doch einer der wichtigsten. An dieser Stelle sollten Sie nun für sich analysieren, wie gut oder schlecht Sie bis jetzt das »Natürlich schlank für immer!«-Konzept tatsächlich umsetzen konnten. Mit dem folgenden Fragebogen können Sie schnell und einfach herausfinden, wo Ihre Stärken und wo Ihre Schwächen liegen. Denn wenn Sie Ihre Schwachpunkte bezüglich Ihrer Ernährung kennen, werde ich Ihnen wertvolle Vorschläge liefern können, wie Sie an Ihrer Ernährung arbeiten. Nehmen Sie zu den folgenden Aussagen Stellung, und beurteilen Sie sich selbst. Geben Sie sich Punkte von eins bis fünf, wobei eins für gut und fünf für weniger gut steht.

Analysieren Sie Ihre Stärken und Schwächen.

Der Fragebogen

1. In der Regel kann ich die »Vier-Stunden-Regel« einhalten und nehme in regelmäßigen Abständen meine Mahlzeiten zu mir.   Punkte: ___
2. Ich trinke jeden Tag mindestens 2,5 Liter.   Punkte: ___
3. Ich verzichte bei der Zubereitung meiner Mahlzeiten vollkommen auf Salz und ersetze es durch andere Würzmittel (wie Tamari oder salzreduzierte Gemüsebrühe).   Punkte: ___
4. Ich treibe zwei- bis dreimal pro Woche Sport.   Punkte: ___
5. Ich habe den Schlemmertag erfolgreich durchgeführt.   Punkte: ___

Bei den Aussagen, bei denen Sie sich mit Vier oder Fünf beurteilen, sollten Sie nach dem Grund suchen, warum Sie sich hier keine Eins oder Zwei gegeben haben. »Musterschüler«, die hier überall nur Einser oder Zweier aufweisen, dürften zwar eher selten sein – gehören Sie aber trotzdem dazu, können Sie dieses Thema überspringen und gleich mit dem nächsten weitermachen. Bei den meisten von Ihnen dürfte hier und da auch mal eine Vier oder Fünf auftauchen. In diesem Fall verfahren Sie, wie folgt, weiter: Setzen Sie im Fragebogen rechts die Kreuzchen dort, wo Sie meinen, dass dieser Punkt am ehesten auf Sie zutrifft.

Problembeseitigung

Organisation und Planung hilft, die Regelmäßigkeit einzuhalten.

Zu 1.: Viele Zwischenmahlzeiten entfallen aufgrund mangelnder Vorbereitung oder aus Zeitmangel. Das Zeitproblem ist meistens eine Ausrede, denn einen Joghurt zu essen dauert gerade mal zwei Minuten. Diese Zeit müssen Sie sich nehmen können. Wenn alles andere immer wichtiger ist als Ihre Ernährung, werden Sie niemals Ihre Wunschfigur erreichen. Essen muss einen bestimmten Stellenwert haben, auch an Ihrer Arbeitsstelle. Nehmen Sie sich einfach die Zeit.
Mangelnde Vorbereitung ist einfach zu lösen, indem Sie auf einem Kalender schriftlich planen und festhalten, wann Sie was essen wollen. Beziehen Sie hierbei alle Aktivitäten und auch die Ihrer Familie mit ein. Läuft trotzdem immer alles anders, wie geplant, müssen Sie eben immer bestimmte Mahlzeiten mitnehmen und diese auch entsprechend auswählen.
Sollten Sie keinen Appetit auf die Zwischenmahlzeiten haben, sind möglicherweise Ihre Hauptmahlzeiten zu üppig. Reduzieren Sie hier einfach ein wenig die Kohlenhydratbeilagen.

Zu 2.: Sie haben sich noch nicht daran gewöhnt, mindestens 2,5 Liter täglich zu trinken? Dann haben Sie entweder nicht immer etwas zu trinken dabei, oder Sie trinken immer nur Wasser. Hier muss ich Sie ernsthaft fragen: Ist es wirklich so schwer, immer etwas zu trinken mitzunehmen oder einmal eine Fruchtsaftschorle auszuprobieren? Sie werden mir sicher zustimmen und sagen, dass es das nicht ist. Also befolgen Sie doch einfach meine Ratschläge, oder wenden Sie die Tricks an, die ich Ihnen bereits beschrieben habe. Suchen Sie sich eine immer wiederkehrende

1. **Ich esse zu unregelmäßig, weil**
   - ☐ ich keine Zeit habe.
   - ☐ ich das Essen vergesse.
   - ☐ ich keinen Hunger habe.
   - ☐ ich vergesse, die Mahlzeiten mitzunehmen oder vorzubereiten.

2. **Ich trinke zu wenig, weil**
   - ☐ ich keinen Durst habe.
   - ☐ ich vergesse, Getränke mitzunehmen.
   - ☐ mir Wasser nicht schmeckt.
   - ☐ mir die Umgewöhnung schwer fällt.

3. **Ich salze immer noch meine Mahlzeiten, weil**
   - ☐ mir die Gerichte ohne Salz nicht schmecken.
   - ☐ ich noch keine salzreduzierten Gewürzmischungen wie Gemüsebrühe gefunden habe.
   - ☐ meine Familie oder mein Partner auf Salz bestehen.
   - ☐ Salz die beste Jodquelle ist.

4. **Ich bewege mich zu wenig, weil**
   - ☐ ich keine Zeit habe, Sport zu treiben.
   - ☐ mir Bewegung keinen Spaß macht.
   - ☐ ich mich in einem Fitnessclub nicht wohl fühle.
   - ☐ ich zu faul bin.
   - ☐ ich keine Motivation finde.

5. **Ich habe keinen Schlemmertag durchgeführt oder er ist schief gegangen, weil**
   - ☐ ich Angst davor habe, dadurch wieder zuzunehmen.
   - ☐ ich beim Essen ein zu schlechtes Gewissen hatte.
   - ☐ ich glaube, dass aus dem Schlemmertag eine Schlemmerwoche wird.
   - ☐ ich ihn schlecht vorbereitet habe.

Handlung in Ihrem Tagesablauf, an die Sie das Trinken koppeln können. Auch das Essen bietet sich dafür wunderbar an.

Zu 3.: Geschmackliche Probleme bei salzreduzierter Ernährung gibt es nur dann, wenn Sie den Fehler machen, Salz nicht durch andere Gewürze zu ersetzen. Wenn Sie Salz nur weglassen, fehlt natürlich Geschmack. Das ist ganz normal. Die von mir bereits beschriebenen Alternativen bekommen Sie in jedem gut sortierten Reformhaus oder Naturkostladen beziehungsweise im Versandhandel. Diese Produkte dürfen in Ihrer Küche nicht fehlen!
Wenn sich Ihr Geschmack vom Salz gelöst hat und Ihre Geschmacksnerven wieder sensibel geworden sind, werden Sie von alleine auf Salz verzichten, denn alles, was »normal« gesalzen ist, schmeckt auf einmal versalzen. Haben Sie hierbei ein wenig Geduld und Ausdauer.

Sport macht unter professioneller Anleitung und in der Gruppe meist mehr Spaß als alleine.

Zu 4.: Ihre Ernährung ist toll, Sie sind aber immer noch der absolute »Bewegungsmuffel«? Suchen Sie sich jemanden, der mit Ihnen Sport treibt oder spazieren geht. Zu zweit oder in der Gruppe macht Bewegung viel mehr Spaß. Außerdem werden Sie regelmäßiger zum Sport gehen, wenn ein Freund oder eine Freundin mit der Sporttasche vor Ihrer Tür steht und Sie abholt. Suchen Sie sich hierbei bitte keinen Hochleistungssportler aus, mit dem Sie so oder so nicht mithalten können. Halten Sie nach jemandem auf Ihrem Niveau Ausschau, der Sie nicht überfordert und Sie deswegen auch nicht so schnell die Lust verlieren. Es gibt nichts Demotivierenderes, als sich ständig zu überfordern und vor Muskelkater nicht mehr laufen zu können. Auch hier gilt: Gewöhnen Sie Ihren Körper an Sport, werden Sie ihn nach absehbarer Zeit brauchen!

Zu 5.: War Ihr erster Schlemmertag wirklich so schlimm? Wenn ja, haben Sie sich nicht an die vier Tipps gehalten. Lesen Sie diese noch einmal nach. Auch warum es unmöglich ist, an diesem Tag nennenswert Fett aufzubauen, steht hier noch einmal erklärt.

Merken Sie, dass Sie noch relativ viele Probleme bei der Umsetzung Ihrer Ernährung haben, werfen Sie die Flinte nicht ins Korn. Probleme sind dazu da, um gelöst zu werden. Versuchen Sie sich an meine Problemlösungsvorschläge zu halten, sie werden Ihnen dabei hilfreich sein!

ACHTES THEMA

Auch in Zukunft schlank!

Vielleicht werden Sie sich zu diesem Zeitpunkt die Frage stellen: Soll ich weiterhin abnehmen, oder ist mein Gewicht nun in Ordnung?
Sie sollten sich daher darüber klar werden, welches Gewicht Sie langfristig eigentlich anstreben.

Die Medien und ihre Schönheitsideale

Lassen Sie sich dabei nicht von mediengemachten Schönheitsidealen beeinflussen, denn hier wird meist suggeriert: Nur wer schlank ist, ist erfolgreich und schön, sexy und attraktiv – Dicksein ist unästhetisch! Blickt man in die Modewelt und orientiert sich am Aussehen der Topmodels, gilt heute immer noch jedes Gramm zu viel als verwerflich. Schlanken Menschen wird nachgesagt, sie hätten im Leben die besseren Perspektiven, sei es im Beruf oder bei der Partnersuche, sie gelten als sportlich und aktiv und sind scheinbar immer gut drauf.
Widerlegen Sie diese überflüssigen und falschen Klischees! Man muss nicht superschlank und durchtrainiert sein, um im Leben Erfolg zu haben oder sexy auszusehen. Finden Sie deshalb **Ihr ganz persönliches Wohlfühlgewicht!**

Finden Sie Ihr Wohlfühlgewicht und orientieren Sie sich nicht an von den Medien gemachten Schönheitsidealen.

Das ist das Gewicht, mit dem Sie sich sowohl attraktiv finden als auch wohl fühlen und das Sie über einen längeren Zeitraum ohne Probleme und ohne großen Aufwand halten können. Wie Sie diese Ziele definieren, haben Sie ja bereits im Kapitel *Definieren Sie Ihre Ziele* (siehe S. 26) erfahren. Lesen Sie es doch einfach noch einmal durch.
Möchten Sie mehr als zehn oder 15 Kilogramm abnehmen, bedenken Sie hierbei Ihren Setpoint, den Punkt, von dem an Sie längerfristig nicht mehr abnehmen können. Dazu im Folgenden mehr.

Wertvolle Tipps für die Zukunft

Um Ihr Wohlfühlgewicht zu erreichen und es auch zu halten, sollten Sie folgende Punkte beachten:

> Versuchen Sie, nachdem Sie dieses Buch komplett durchgearbeitet haben, möglichst viele der neuen Ernährungsgewohnheiten beizubehalten, die Sie sich in den letzten Wochen angewöhnt haben.

Nicht allen von Ihnen wird es gelingen, Ihre gesamte Ernährung in nur einigen Wochen für immer umzustellen.

> Sie sollten lernen, geringe Gewichtszunahmen zu akzeptieren!

Merken Sie, dass Ihre Kleider langsam wieder etwas enger werden, dürfen Sie nicht frustriert sein und glauben, Sie hätten es ein weiteres Mal nicht geschafft. Sehen Sie eine Gewichtszunahme von ein bis zwei Kilogramm als normal an. Jeder macht solche Schwankungen durch und muss lernen, damit umzugehen, um weiterhin Erfolg beim Abnehmen zu haben. Nehmen Sie sich nach drei bis vier Monaten ein zweites Mal dieses Buch zur Hand, und führen Sie sich das »Natürlich schlank für immer!«-Konzept noch einmal vor Augen. Stellen Sie bereits nach kürzerer Zeit fest, dass Sie in den Grundzügen wieder in Ihre alte Ernährung zurückfallen, nehmen Sie sich das Buch natürlich früher noch einmal vor.

Wiederholung bringt den dauerhaften Erfolg.

Jedes Mal, wenn Sie das Konzept durcharbeiten, gehen wieder einige der Ernährungsgewohnheiten in Fleisch und Blut über, die den langfristigen Erfolg garantieren. Die Folgen: Nach zwei- bis dreimaligem Absolvieren des Konzepts, gewöhnen Sie sich so stark an diese Ernährungsweise, dass Ihr Ernährungsproblem und damit auch Ihr Gewichtsproblem für immer der Vergangenheit angehören. Wiederholung bringt den dauerhaften Erfolg!

> Akzeptieren Sie, dass Sie Ihre über Jahrzehnte angewöhnten Ernährungsgewohnheiten nicht innerhalb kürzester Zeit gänzlich und für immer umstellen können. Auch wenn Sie hochmotiviert und diszipliniert sind, Ihre Biologie wird Sie möglicherweise bremsen. Geben Sie Ihrem Körper die notwendige Zeit für langfristigen Erfolg!

Ihre Ernährung umzustellen ist ein Vorhaben, das Monate, vielleicht sogar ein Jahr in Anspruch nimmt. Die **Setpoint-Theorie** verdeutlicht das am besten: Nach dieser Theorie hat jeder Mensch ein gewisses biologisches Gleichgewicht, ein Individualgewicht, das vom Körper immer wieder angestrebt wird. Nach einer Phase der Gewichtsreduktion hat der Körper daher nichts Eiligeres zu tun, als wieder zu dem alten Gewicht zurückzukehren und sich dort einzupendeln.

Bei vielen Menschen äußert sich das Ganze folgendermaßen: Einer Gewichtsabnahme von zehn bis 15 Kilogramm folgt ein Stillstand in der Gewichtsreduktion, obwohl man sich nach allen Regeln der Kunst ernährt und zusätzlich intensiv Sport treibt. An diesem Punkt sollten Sie nicht versuchen weiter abzunehmen. Es würde auch nicht funktionieren, denn Ihr Organismus wird alles nur Erdenkliche unternehmen, um Sie an weiterem Gewichtsverlust zu hindern. Versuchen Sie in einer solchen Phase lediglich Ihr Gewicht zu halten, bis Ihr Körper seinen neuen Setpoint bei dem reduzierten Gewicht angesetzt hat. Geben Sie ihm Zeit, sich auf das neue Gewicht einzustellen. Sämtliche Stoffwechselvorgänge und biologische Kreisläufe müssen sich auf das neue Gewicht einstellen.

Leider kann diese Festigungs- oder Stabilisierungsphase bis zu neun Monate andauern. Bitte erschrecken Sie nicht, denn diese Zeitspanne ist von Mensch zu Mensch unterschiedlich. Bei einigen meiner Kunden war diese Phase schon nach wenigen Wochen vorüber. Wichtig ist allerdings, dass Ihr Gewicht nicht mehr als 102,5 Prozent schwanken darf. Nehmen Sie dabei das zu haltende Gewicht als die optimalen 100 Prozent an. Dieser Setpoint ist wissenschaftlich noch nicht nachgewiesen und tritt auch nicht bei jedem auf. Möglicherweise gehören Sie ja zu den glücklichen Personen, die hiervon verschont bleiben.

Ihr Körper muss sich immer wieder auf das neue Gewicht einstellen. Geben Sie ihm die dafür notwendige Zeit.

> **Wiegen Sie sich lediglich einmal pro Woche zu einem festen Zeitpunkt.**

Werten Sie beim Wiegen immer nur einen Zwei-Wochen-Querschnitt.

Wenn Sie sich dreimal täglich oder auch nur jeden Morgen wiegen, führen Sie einen Krieg mit der Waage, den Sie nicht gewinnen können. Die Waage wird Ihnen ständig unterschiedliche und nicht aussagekräftige Angaben machen. Diese Gewichtsschwankungen haben, wie Sie ja bereits wissen, unterschiedliche Gründe, sie haben jedoch nichts mit Ihrem tatsächlichen Körperfettgehalt zu tun. Um beim Wiegen einen relativ aussagekräftigen Wert zu bekommen, nehmen Sie immer einen **Zwei-Wochen-Querschnitt**. Wiegen Sie sich also einmal pro Woche. Zählen Sie das Ergebnis von zwei Wochen zusammen und teilen es wieder durch zwei. Oftmals ist es so, dass Sie aufgrund von hormonellen Schwankungen eine Woche nicht abnehmen werden, die Woche darauf aber umso mehr. In der Woche, in der Sie nichts abgenommen haben, sind Sie wahrscheinlich frustriert und enttäuscht. Sie haben in Bezug auf Ernährung und Sport alles richtig gemacht, auf der Waage hat sich aber trotzdem nichts getan. Glauben Sie mir, Sie haben in dieser Woche abgenommen, die Abnahme wird von der Waage nur nicht angezeigt.

Solchen Missverständnissen gehen Sie aus dem Weg, wenn Sie immer auf den Zwei-Wochen-Querschnitt achten. Dieser gleicht Unregelmäßigkeiten gut aus, und Sie müssen sich nicht mehrmals am Tag die Frage stellen, warum Sie ein anderes Gewicht haben als vor zwei Stunden. Auf diese Frage werden Sie nämlich keine befriedigende Antwort erhalten.

Achten Sie lieber auf Ihre Kleidung und Ihr Spiegelbild. Hier wird Ihnen schnell auffallen, ob Sie zugenommen haben oder nicht. Erst, wenn Sie merken, dass Ihre Hosen enger werden, ist es wieder Zeit, das »Natürlich schlank für immer!«-Konzept zu wiederholen.

> **Führen Sie in regelmäßigen Abständen Schlemmertage durch, um Ihren Stoffwechsel immer wieder in Schwung zu bringen.**

Wollen Sie weiterhin abnehmen, gönnen Sie sich einen Schlemmertag pro Woche. Sollten Sie bei diesem Schema nicht oder nur in kleinen Schritten abnehmen, gehören Sie zu den langsamen und sensiblen Stoffwechseltypen. Hier empfehle ich Ihnen, zwischen den Schlemmertagen zwei Wochen Pause zu machen.

Möchten Sie Ihr Gewicht halten, können Sie zwei Schlemmertage pro Woche einführen. In jedem Fall sind aber mindestens drei Tage Schlemmerpause zwischen den Schlemmertagen notwendig!

Gehen Sie auch diese Punkte in den nächsten Wochen wiederholt durch, Sie werden Ihnen in Zukunft sehr hilfreich sein.

Ich hoffe, Sie sind mit dem erzielten Ergebnis und mit diesem Konzept zufrieden. Wenn ja, empfehlen Sie dieses Buch jedem, dem es auch helfen könnte.

Mit den besten Wünschen für Sie und Ihre Gesundheit,

Ihr Erik Truckenmüller

Zum Autor

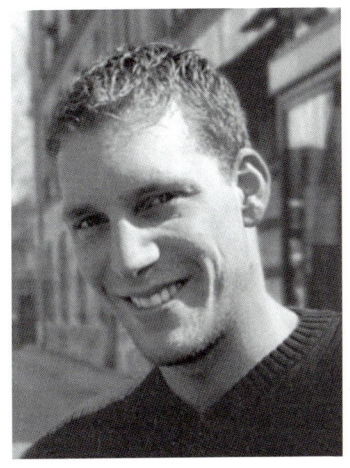
Erik Truckenmüller studierte Ernährungsökonomie und ist als Ernährungsberater und Fitnesstrainer tätig. Seit Jahren befasst er sich mit Ernährungshilfen, Ernährungsumstellung und dem Erstellen von Ernährungsplänen und ist der Frage nachgegangen, warum so viele Diätkonzepte zum Scheitern verurteilt sind. In Zusammenarbeit mit Ernährungswissenschaftlern verschiedener Institute und Unternehmen erfasste er in Studien das Essverhalten von Menschen und entwickelte daraus das »Natürlich schlank für immer!«-Ernährungskonzept, das er in seinen Kursen vermittelt. Zahlreichen Menschen konnte er damit zu ihrem Wunschgewicht verhelfen. Erik Truckenmüller lebt und arbeitet in Grünberg als selbstständiger Ernährungsberater.

ERIK TRUCKENMÜLLER
Ernährungskonzepte & Beratung
Info Service
Postfach 1204

35302 Grünberg

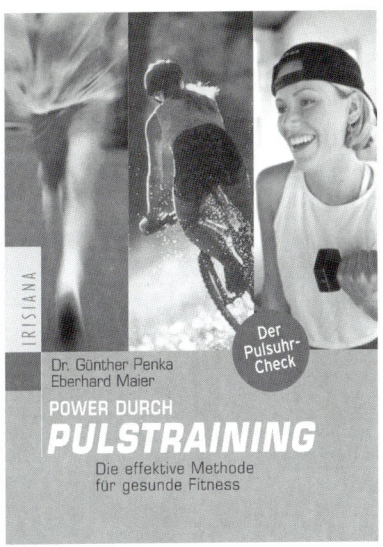

Dr. Günther Penka / Eberhard Maier

Power durch Pulstraining
Die effektive Methode für gesunde Fitness

128 Seiten, Broschur, vierfarbig, ISBN 3-7205-2273-3

Fitness mit Verstand

Kondition verbessern, Gewicht reduzieren, Stress abbauen, Leistung steigern, Herz-Kreislauf-System stabilisieren, Gewebe straffen – es gibt viele unterschiedliche Ziele, die Sie durch regelmäßigen Sport verfolgen können. Diese individuellen Zielvorgaben erreichen Sie aber nur durch kontrollierte Belastung. Mit dem Einsatz der Pulsuhr im Sport wird die Herzfrequenz permanent überprüft. Sie verrät die persönlichen Belastungsfrequenzen und zeigt neben dem aktuellen Leistungsstand auch die erzielten Trainingserfolge an.

Einfach und anschaulich beschreiben der Sportmediziner Dr. Günther Penka und Eberhard Maier, Diplomsportlehrer und Sportjournalist, die Methode der Herzfrequenzkontrolle mit dem Einsatz der Pulsuhr im Sport. Detailliert und praxisbezogen zeigen sie, wie das Training mit der Pulsuhr funktioniert und wie Ihr persönlicher Trainingsplan fürs Laufen, Radfahren und Krafttraining im Fitness-Studio aussieht: für Anfänger und leistungsorientierte Freizeitsportler.

IRISIANA